BASIC ERFOLGSMANAGEMENT

Elke Nelting

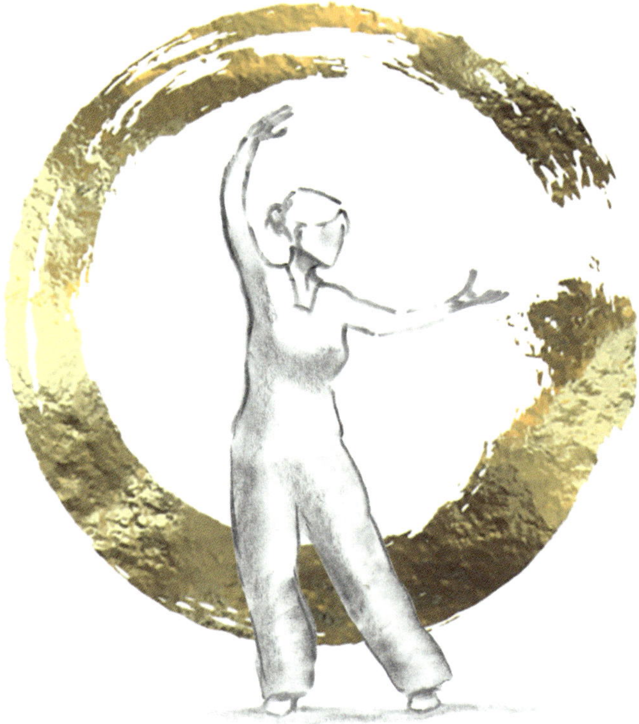

# KÖRPERARBEIT
## AUF DEM WEG ZUM QIGONG

im Zyklus der Jahreszeiten nach
Traditioneller Chinesischer Medizin

Vorwort: Dr. Manfred Nelting

Elke Nelting
Körperarbeit auf dem Weg zum QiGong

Verlag:
basic erfolgsmanagement, Pfarrkirchen, 2021
2. Auflage 2022
www.basic-erfolgsmanagement.de


ISBN 978-3-949217-03-6

Lektorat:
Josef Nöhmaier

Koordination und Organisation:
Medienbüro Susanne Wagner, Pfarrkirchen

Umschlaggestaltung, Layout/Satz:
Michaela Adler, Pfarrkirchen

Bildrechte:
Cover: © Sam Meywald, © Adobe Stock – sdmix
Zeichnungen Innenteil: © Sam Meywald
Keramikschale, Seite 31: www.keramikwerkstatt-auer.jimdofree.com
Noten, Seite 158: www.skanto.de

Druck:
TZ - VERLAG & PRINT GMBH
TZ-PRINT.DE | TZ-VERLAG.DE
Klimaneutrales Unternehmen
natureOffice.com | JMYBSC-423071
FSC
MIX
Papier
FSC® C106855

Klimaneutral gedruckt, Papier aus nachhaltiger Forstwirtschaft
Made in Germany

Wichtiger Hinweis:
Die Informationen und Ratschläge in diesem Buch wurden mit größter Sorgfalt von Autorin und Verlag erarbeitet und geprüft. Alle Leserinnen und Leser sind jedoch aufgefordert, selbst zu entscheiden, ob und wieweit sie die Anregungen in diesem Buch umsetzen wollen.

Dem neuen Menschen,
der in Liebe sich entwickelt

# VORWORT

Sich lebendig fühlen und „das Ganze“ zu spüren sind ein und dasselbe. Es ist ein Sein aus der Tiefe des Inneren.

Dies ist die Welt des ganz kleinen Kindes in der Umhüllung mit der Mutter und danach in seiner märchenhaften Welt.

In unserem Kulturkreis wird dieses dem Kind auf dem Weg zum Erwachsenwerden oftmals aberzogen, damit es hineinpasst in die effizienzbasierte Welt des veräußerlichten Seins.

So verlieren diese Kinder ihre Anmut, damit das Spielerische und in der Folge die Fröhlichkeit und die Heiterkeit im Herzen und ihr Lachen. Diese Erwachsenenwelt ist eine „ernste“ Sache, kein Spiel.

Das effizienzgetrimmte Denken tritt aus seinem guten und hilfreichen Platz im Jahreszeitenzyklus heraus und majorisiert das ganze Jahr im veräußerlichten Sein.

QiGong ist einfach und in der Nachahmung bereits als Eigenes vollzogen, wenn das Wesen im inneren Sein lebt.

QiGong ist schwierig, wenn es aus der veräußerlichten Welt heraus praktiziert werden soll.

Denn für den „westlichen“ Menschen ist QiGong in der vordergründigen Langsamkeit und der hintergründigen Weisheit aus dem Leben im Außen schwer zu fassen. Dieses ist nicht nur im „Westen“ so, sondern auch in China in der zunehmenden Verkümmerung seiner kulturellen Wurzeln.

In einer Welt, die vom Denken beherrscht wird, sind der Raum des Spürens und der Raum der Sinnes-Wahrnehmung eng geworden. Körperarbeit heißt nun, sich den im Inneren aber doch existierenden Raum des Spürens zurückzuerobern. Dann ist innen und außen wieder miteinander verbunden und im Außen kehrt Sinnhaftigkeit ein. Ohne Spüren ist das Außen, mit dem wir ja durch unsere Sinne verbunden sind, ohne Sinn, eben „sinnlos".

Körperarbeit, wie meine Frau sie hier vorstellt, bedeutet, den Kreislauf der Jahreszeiten wieder fühlbar zu machen, vom tiefsten Winter hin zum ausgelassenen Spiel im Sommer, in dem das Wesen sich im Blühen veräußert (nicht in der Effizienz), um dann im Herbst in die Weisheit des Lebens zu münden. Das Denken hat dabei seinen Platz im Spätsommer, im hervorragenden Raum der Neutralität, und belastet so nicht die ungestüme Kreativität des Frühlings, die das Blühen erst ermöglicht.

Körperarbeit heißt also auch dem Denken seine wahre Aufgabe zurückzugeben, um aus der Neutralität heraus zu gegebener Zeit hilfreich zu sein. Wenn das Denken in der Körperarbeit seinen Platz wieder einnehmen kann, eröffnet sich der unermessliche Raum des Spürens und der Wahrnehmung und damit auch ein eigenes „Fürwahr-Halten". Dieses erwirkt über die Sinneskraft die Balance von innen und außen als Voraussetzung dafür, das Ganze zu spüren und sich seiner Lebendigkeit gewahr zu werden.

So kann das QiGong die Krönung dafür sein, sich die Beweglichkeit in einem langen, gesunden Leben zu erhalten und sich somit lebendig zu fühlen.

Dann ist QiGong *Lebenspflege* und wird leicht, ich zitiere meine Frau:

*„Auf einfache Weise*
*mit leichtem Schritt und tiefem Sinn*
*den Weg zum Selbst gehen."*

In diesem Sinne ist die Körperarbeit ein Übungsweg der Lebenspflege, der den Weg zum QiGong ebnet.

Meine Frau stellt diesen Weg aus ihrer jahrzehntelangen Erfahrung in dem wunderbar strukturierenden, ästhetischen Rahmen des Jahreszeitenzyklus nach der Traditionellen Chinesischen Medizin auf einfache, leichtfassliche Weise dar. Durch die QR-Codes ist zudem ein besonders praxisorientiertes Lernen und Anleiten möglich.

Dieses Buch wird für Interessierte guten Einblick geben und für Übungsleiter, TaiJi- und QiGong-Lehrer und Körpertherapeuten eine unverzichtbare Lektüre sein.

Ärzten und Psychologen sei dieses Buch ebenfalls ans Herz gelegt, um im Verständnis von Körperarbeit und QiGong, bestenfalls im eigenen Praktizieren von QiGong, eine integrative therapeutische Arbeit in Praxis und Klinik zu fördern und gleichzeitig Lebenspflege für sich selbst zu etablieren.

Ich freue mich, dass ich dieses Buch mit einem Vorwort begleiten darf und das Werden des Buches ein tiefes gemeinsames Erlebnis in unserem Ehe-Leben wurde.

Bonn, den 22. Dezember 2020 Manfred Nelting

# ZU DIESEM BUCH

Das vorliegende Buch ist das Ergebnis meiner über drei Jahrzehnte gesammelten Erfahrungen als Bewegungslehrerin für TaiJi/QiGong, Körperarbeit und als TuiNaAnMo-Therapeutin.

Anfang der 90er-Jahre begann ich in Abendkursen die von Barbara und Prof. Klaus Moegling erlernte Körperwahrnehmungsarbeit für eine Hinführung zum TaiJi/QiGong zu unterrichten. Die Ausbildung bei ihnen hat sich insofern als segensreich erwiesen, weil sie den Patienten in der 1992 von meinem Mann und mir mitbegründeten Tinnitus Klinik in Bad Arolsen eine gute körperliche Grundlage für den therapeutischen Heilungsprozess gab. Parallel dazu liefen in meiner „Schule für Lebenspflege" diverse Kurse.

Um die Vielfalt der Möglichkeiten im TaiJi und QiGong anzudeuten, gebe ich hier eine Aufzählung der von mir erlernten Bewegungsformen. Durch die Praxis dieser Übungen habe ich in meinem Leben entscheidende Wirkkraft erfahren. Die Körperwahrnehmungsarbeit, die ich in diesem Buch beschreibe, hat dafür grundlegende Bedeutung und eine gewisse Lotsenfunktion, um den Eintritt in die Welt des TaiJi/QiGong zu erleichtern bzw. überhaupt eigenes bewusstes Erleben in unserem Lebensraum zwischen Himmel und Erde in Bewegung und Form zu gestalten.

Dieses nachfolgend aufgelistete Repertoire habe ich bei meinen Lehrern Lena Du Hong und Prof. h. c. Qingbo Sui und
Barbara und Prof. Dr. Klaus Moegling erlernt:

## QiGong

- 18 Bewegungen Teil I und Teil II
- die 8 Brokat-Übungen
- Herz-QiGong
- Lungen-QiGong
- 6 heilende Laute
- Kranich-QiGong
- Qi in den Körper führen
- Xi Xi Hu (besondere QiGong-Form gegen bösartige Krankheiten und zur Immunstärkung)
- Tageslauf der Krähe
- Harmonie oder die fünf Wandlungsphasen

## TaiJi

- 24-er Handform, auch Pekingform genannt
- 48-er Handform (Yang-Stil)
- Fächerform
- Stockform (Lang- und Kurzstock)
- Schwertform, 32-er und 42-er
- Partner-TaiJi

## TuiNaAnMo (Traditionelle chinesische Heilmassage)

# AUF DEM WEG

Nachdem zuerst ich und später auch mein Mann die Arbeit in der Tinnitus-Klinik in Bad Arolsen beendet hatten, wartete ein großes Projekt auf uns in Bad Godesberg. Gemeinsam gründeten wir dort das Gezeiten Haus. Hier konnten und können wir immer noch unsere Vorstellungen von einem humanistischen Weltbild praktisch verwirklichen, in dem Kranksein zu einem ganzheitlichen Leben dazugehört und in dem Gesundheit und Krankheit, Kultur, Liebe und Freude gemeinsam ihren Platz finden. Im individuellen Leben wird dies oftmals als aufeinanderfolgend erlebt, während eines Aufenthaltes in unserem Gezeiten Haus jedoch oft schon gleichzeitig.

Für mich ist diese Erfahrung der Verwirklichung einer gemeinsamen Idee, neben dem Glück, einen liebevollen Mann und drei wache und erwachsene Kinder an meiner Seite zu wissen und damit familiäre Geborgenheit erleben zu können, etwas ganz Wunderbares!

Hier möchte ich in der Darstellung meines Lebensweges etwas verweilen, um meinen **Dank** all den Menschen darzubringen, die mich durch ihr Dasein gestärkt haben:

Dieses sind natürlich meine Eltern und Geschwister, durch sie habe ich meine bodenständige Kraft lieben und gebrauchen gelernt. Von meiner Schulzeit her pflege ich noch heute den Kontakt zu meinen Lehrern Brunhilde und Ulrich Beise, die mir u. a. die Weichen zu einer Krankenschwester-Ausbildung in Hamburg gestellt haben. Für diesen Schritt brauchte ich eine Ermutigung; denn meine Eltern hatten erwartet, dass ich auf dem elterlichen, landwirtschaftlichen Hof bleibe und dort arbeite, bis ich heiraten würde. Nun ja ...

Aus dieser Zeit, der Kinderzeit, bis in die heutige Zeit hineinreichend, bin ich mit meiner Freundin Eva freundschaftlich verbunden. Auch sie hat eine QiGong-Ausbildung bei Lena und Qingbo gemacht. Aus der Hamburger Krankenschwesternzeit entstanden Freundschaften bis heute mit Christa, die ebenfalls QiGong-Lehrerin (Ausbildung bei Lena und Qingbo) wurde, und Hanna, Eila und Michael, die unserer ganzen Familie sehr nahe stehen.

Eine über 40-jährige Freundschaft genieße ich mit Ralf. Er führte mich damals schon in die Welt des KungFu ein, was mir half, meine Kraft zu lenken und klare Entscheidungen in meinem Leben zu treffen.

Manfred, meinem lieben Mann, begegnete ich damals in Hamburg. Er eröffnete mir die Welt des TaiJi, von der er begeistert war. Später erlernten wir gemeinsam bei Klaus und Barbara Moegling die sogenannte „Pekingform". Aus dieser TaiJi-Erfahrung zusammen mit der Körperwahrnehmungsarbeit, wie die Moeglings sie damals schon vermittelten, erwuchs dann die Arbeit, die ich in diesem Buch vorstellen werde.

Meine Arbeit mit Patienten nahm ihren Anfang 1992 in der Tinnitus-Klinik. Unterstützung in meiner Klinik-Arbeit damals erfuhr ich dann durch Cornelia, die ich als TaiJi-Lehrerin und Kollegin schätzen lernte, zumal durch sie die kleine Teezeremonie Einzug erhielt, die am Ende jeder Körperarbeitsstunde noch heute in unseren Kliniken zelebriert wird. Mit Petra, auch eine damalige Kollegin, verbindet mich ebenfalls eine langjährige Freundschaft. Sie ließ sich später, animiert durch meine Klinik-Arbeit, ebenfalls zur QiGong-Lehrerin bei Lena und Qingbo ausbilden. Aus der Bad Arolser Zeit bin ich außerdem immer noch verbunden durch die ermutigenden Freundschaften mit Doris und Elisabeth.

Seit über 25 Jahren bin ich meinen Lehrern Lena und Qingbo tief verbunden. Bei Qingbo erlernte ich schon 1992 eine Langstock-Stockform, bei beiden erfolgte 1995 die QiGong-Ausbildung, weiterhin erlernte ich bei Qingbo 1998 die Praktiken der chinesischen TuiNaAnMo-Heilmassage, und seit 2012 lerne ich fleißig weitere TaiJi-Formen mit großer Begeisterung von ihnen. Eine Vertiefung der Bewegungsformen und der chinesischen Philosophie bekam ich auf mehreren China-Reisen mit Lena und Qingbo in ihr damaliges Laoshan-Zentrum im gleichnamigen Gebirge.

Unsere drei Kinder Nina, Fritjof und Frederik haben so von Haus aus natürlicherweise die asiatischen Bewegungsweisen kennengelernt und als Jugendliche bereits selbst mit mir praktiziert. Durch ihre Mitarbeit in unseren Gezeiten Haus Kliniken und Akademie und durch unsere wunderbare und zu großer Verantwortungsübernahme bereite Mitarbeiterschaft wurde es meinem Mann und mir schließlich möglich, aus der praktischen Klinikarbeit herauszutreten.

Insofern wollte ich nun mein Wissen über meine Arbeit erhalten und dokumentieren. Diese Art der Körperarbeit und auch das TaiJi/QiGong wurde und wird in den Kliniken in diesem Sinne auch weiter praktiziert und gepflegt. Lebenspflege an sich ist das Konzept für unsere Patienten und Mitarbeiter gleichermaßen! Mit der TCM und Körperarbeit ist so die zweite Säule neben der Psychotherapie etabliert. Beide Behandlungssysteme sind Grundpfeiler einer Psychosomatik, wie wir sie verstehen. All diesen Menschen und Gegebenheiten gegenüber bin ich zutiefst dankbar für die Formungen und Prägungen, die ich durch sie erfahren und erleben durfte, und möchte weiterhin in Verbindung mit allen und allem sein, sodass ich aus vollem Herzen weiterhin frei nach Ulrich von Hutten sagen kann:

*„Es ist eine Lust zu leben!“*

Wer auch immer dieses Buch in den Händen halten mag, ich wünsche und hoffe, dass es dienlich sein möge. In erster Linie habe ich es für mich geschrieben, damit es meinem inneren Erleben eine Ordnung bringt und ich mir einen Überblick verschaffen kann über all mein Wirken und mein Tun in meinem bisherigen Leben.

*Da dieses Buch natürlicherweise vornehmlich mit Worten ausgefüllt ist, so sind sie doch geschrieben, um erlebte Erfahrungen zu werden; Erfahrungen, die als eigene Wirklichkeit wirkend Bestand haben und zu tiefstem Wandlungserleben in Körper, Seele und Geist führen, um zu guter Letzt auch verstandeseigen zu werden.*

Wer sich mit Körperarbeit auskennt, weiß, dass eine Vermittlung dieser Arbeit nur über Eigenerfahrung mit dem eigenen Körper und der eigenen Persönlichkeit gehen kann. Auch wenn ich mir ein breites Interesse in der Medizinlandschaft und darüber hinaus wünsche, geht mein Augenmerk natürlicherweise zu unseren Mitarbeitern in besonderem Maße. Hier vor allem zu den Körpertherapeuten, damit auf diese Weise einige der Mitarbeiter, die noch mit mir zusammengearbeitet haben, eine Erinnerung erhalten; zum anderen bietet sich für die neu Hinzugekommenen so eine Möglichkeit, einen Einblick in die Körperwahrnehmungsarbeit zu bekommen und damit in einen wichtigen Teil unseres Klinikkonzeptes. Gleichzeitig kann es Patienten eine Orientierung geben als Begleitung ihrer Selbsterfahrung und ihres Selbsterlebens.

In Form eines Curriculums stellten mein Mann und ich für unsere Mitarbeiter zu jeder der nach chinesischer Denkweise üblichen fünf Jahreszeiten diese Körperarbeit vor, die das Zusammenspiel von Psychosomatik und Traditioneller Chinesischer Medizin (im folgenden TCM genannt) bekannt, verständlich und erlebbar machte.

Als eine Grundlage für alle unsere künftigen Seminare und Workshops kann dieses Buch nun dienen und als Arbeitsleitfaden genutzt werden. In der Seminarzeit kann somit auf Schreibutensilien verzichtet werden und die volle Aufmerksamkeit und Achtsamkeit aller Anwesenden wird somit in der gemeinsamen Arbeit mit sich selbst liegen.

Um ein nachhaltiges Verständnis schon während des Lesens zu erzeugen, haben wir die fünf Jahreszeiten im Beginn der einzelnen

Kapitel farblich unterlegt mit der jeweils zur Jahreszeit zugehörigen Farbe. Die den Jahreszeiten zugeordneten Begriffe werden im Text bei der ersten Nennung *kursiv* erscheinen.

Zum Nachschauen der im Text genannten Meridianpunkte haben wir einen QR-Code am Ende des Inhaltsverzeichnisses gesetzt, der zu den Meridiantafeln von QingBo Sui führt. Weitere QR-Codes finden sich bei einigen Übungen und allen TaiJi/QiGong-Übungen aus den 18 Bewegungen Teil I.

Aus Gründen der besseren Lesbarkeit wurde im Text die männliche Form gewählt, selbstverständlich beziehen sich die Angaben auf Angehörige aller Geschlechter.

Nach dem Vorbild meines Lehrers Qingbo möchte ich bei entsprechenden Nachfragen dann sagen können: „... steht alles in meinem Buch!"

Schau'n wir mal...

# WARUM TCM-BASIERTE KÖRPERARBEIT?

Schlichte Antwort vorweg: Damit wir uns durch unseren Körper, unsere Seele und unseren Geist auf der Erde ein- bzw. zurechtfinden, indem wir lernen, unser Selbst in unserem Körper WAHR-zunehmen, SELBST zu sein mit entsprechendem SELBST-Bewusstsein, also eine EINheit von Körper, Seele und Geist zu sein und zu wirken.

In unserer Gesellschaft gibt es zunehmend eine Orientierungslosigkeit, deren Ausmaß vielfach verkannt wird. Möglicherweise ist sie sogar für vielerlei Interessen genehm, denn Menschen, die orientierungslos sind, sich vielleicht in einer gewissen Unbewusstheit ihrer Selbst befinden, sind in jeglicher Hinsicht manipulierbarer...

Unbewusstheit ist erst einmal ein natürlicher Zustand, mit und in dem wir alle geboren wurden. Im Laufe unseres Lebens und unserer Entwicklung werden wir ganz natürlich bewusster. Wir leben und lernen, üben dieses und jenes, werden geprägt, lassen uns beeinflussen von Mitmenschen und Mitgeschöpfen aller Art, erleben uns und glauben dann nach einer gewissen Zeit: „So, das bin ICH!".

Ich – mit meiner Geschichte, mit meinem Körper, mit meinem Aussehen (eben von außen gesehen), mit meinen Leistungen, mit meinem Wissen: Ich bin eine Persönlichkeit!

Das Leben eines Menschen, zumindest in unseren Regionen, verläuft gewöhnlich so und es ist auch gut, wenn es denn so läuft.

Von naturwissenschaftlicher und geisteswissenschaftlicher Seite gibt es viele mögliche und immer wieder neue Erklärungen des menschlichen Lebens und unserer Mitschöpfung. Neben all diesen Erklärungsversuchen gibt es dennoch in jedem Menschen eigene Erklärungsversuche, die sich in der Regel am Anfang durch einen Glauben bemerkbar machen. Wir glaubten und glauben an das, was unsere Eltern uns sagten oder sagen.

Gute Lehrer leiten uns an, das Lernen zu lernen, im Vertrauen Lehren anzunehmen, diese dann zu überprüfen und die Lehren nach eigener Erfahrung sich anzueignen oder zu verwerfen. Wir lernen herauszufinden, was uns einleuchtet, dienlich und nützlich ist.

Auf die **TCM-basierte Körperarbeit** bezogen heißt das, dass wir lernen, den Körper, die seelischen Empfindungen und die geistigen Anregungen wahrzunehmen und dieses in einheitliche Handlung zu bringen.

Sie hat als Ausgangspunkt die Idee, informativ und spürbar die Elemente des Lebens in unser bewusstes Sein, in unser Bewusstsein zu bringen und darüber hinaus dem „westlichen" Menschen Bewegungsformen wie zum Beispiel **QiGong** und **TaiJiQuan** aus der „östlichen" Welt näher zu bringen und damit für ein sinnvolles und sinnliches Erleben zu nutzen. Wir lernen dadurch, uns (wieder) zu verbinden mit dem Lebendigen an sich, also mit uns selbst, mit unserem Selbst, unserem Sein. Wir lernen das Leben leben (lieben), wir lernen zu sagen: *Das Leben und Ich sind Eins.*

## Gezeiten des Lebens

Unser Leben verläuft in Zyklen, wir erleben unterschiedliche Phasen, unterschiedliche Zeiten: Wir erleben GEZEITEN des Lebens!

In allen Kulturen ist der Umgang oder das Erleben der Zyklen anders verankert. Allein schon die verschiedenen äußeren Bedingungen spielen eine große Rolle. Die vier Jahreszeiten, so wie wir sie hier in Europa kennen, sind keine Selbstverständlichkeit. Menschen, die in heißen Regionen leben, bewegen sich anders als Menschen, die in kälteren Regionen leben.

Zum Beispiel kennen wir aus China verschiedene TaiJi-Stile. Im Norden Chinas, wo es eher kalt ist, werden die Bewegungen größer, weiter und tiefer ausgeführt, um im Körper Wärme/Energie (Qi) zu generieren bzw. zu erzeugen (Yang-Stil). Hingegen im Süden, wo es warm und heiß ist, werden eher kleinere, eng am Körper geführte Bewegungen gemacht, also Bewegungen mit mehr Yin-Qualität. Damit wird noch einmal deutlich, wie sehr unsere äußere Umgebung uns prägt und Einfluss auf uns ausübt. Der Mensch entwickelt sich gemäß seiner Umgebung mit dem, was ihn umgibt, was ihn bewegt und wie er sich darin bewegt. Er formt sich sozusagen durch Bewegung.

Wir sind soziale Wesen, ausgestattet mit einem Körper, der wächst, sich entfaltet und Träger einer Seele ist, die ihrerseits sich wohl-wollend ausbildet und entwickelt, und sind ja auch ein geistiges Wesen, welches mehr ist, als wir denken. So können wir von einer hohen und großen Komplexität unseres Selbst ausgehen. Wir sind ver-ant-wort-ungsvolle Wesen, jederzeit auf vielen Ebenen bereit, eine Antwort zu geben, aber auch ein Wesen mit vielen Fragen, die sich einfinden, wenn wir mehr und mehr bewusst werden, also unser bewusstes Sein ausbilden. Im besten Sinne heißt es, dass eine Frage im selben Moment eine Antwort erfährt, in dem sie gestellt wurde, die Antwort in der Frage also schon enthalten ist.

Mit Antwortgeben ist auch der große Bereich unserer Kommunikation mit uns selbst gemeint. Zum Beispiel auf der Zellebene reicht dies tief in die Zellen hinein bis in die Zellkerne, in die Genome, und wer weiß heute schon, wie weit noch unser Forschen reichen wird.

Zurück zur Körperarbeit – hier wartet also ein Reich voll tiefster Empfindungen! Alle Körper-, Seele- und Geist-Ebenen sind hier anzutreffen. Hier ist der Ort an bzw. in dem wir uns selbst, unser Selbst, unser „Ich bin“ erleben und etablieren können. Auf dieses Erleben, auf dieses Erfahren der eigenen Lebendigkeit und des eigenen Lebendig-Seins führt diese Arbeit hin, die TCM-basierte Körperarbeit, die in diesem Buch vorgestellt wird.

Apropos Arbeit: Das chinesische Wort *Gong* zum Beispiel, das in diesem Buch auf das QiGong bezogen ist, heißt übersetzt Übung/Arbeit. Wir können auch sagen, um in Lebendigkeit zu kommen, brauchen wir Übung, brauchen wir Wiederholung, um uns nämlich etwas „wieder zu holen". Erinnern wir uns, wie viele Schritte wir gehen mussten, um laufen zu können? Über das Gehen denken wir kaum noch nach, es hat sich so in uns etabliert, dass wir während des Gehens nicht mehr bewusst daran denken oder uns fragen:

„Wie *geht* das noch mal?"

# VORBEDINGUNG, VORBEREITUNG UND BEGINN EINER UNTERRICHTSSTUNDE

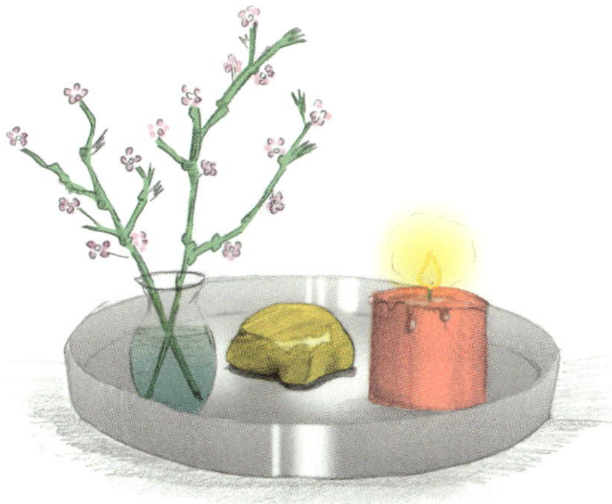

## Vorbedingung

Vorbedingung für eine Unterrichtsstunde ist ein geordneter Raum, das heißt, alle Dinge im Raum haben ihren Platz, mitgebrachte Sachen und Utensilien bekommen ihn ebenso. Im Raum befindet sich nichts, was ablenken könnte. Der Raum sollte somit von der Einrichtung her nicht überladen, sondern harmonisch gestaltet sein.

## Vorbereitung

Die Mitte des Raumes ist aus den fünf Elementen gestaltet:

Eine Schale aus Metall (Herbst)
ein Glas gefüllt mit Wasser (Winter)
mit Blumen dekoriert (Frühling)
mit einer Kerze bestückt (Sommer)
mit Sand oder Steinen, die in der Schale liegen (Spätsommer), belegt

Die fünf Elemente können fantasievoll in dieser Art variiert werden. Sie sind so für alle Teilnehmer sichtbar vorhanden.

## Beginn der Stunde

Alle Teilnehmer sitzen zu Beginn im Kreis um die 5-Elemente-Schale herum am Boden mit einem Meditationskissen evtl. auch auf einer Meditationsmatte oder auf einem Stuhl. Haben alle Teilnehmer ihren Platz gefunden, werden sie willkommen geheißen. Die Stunde beginnt mit einer Stillezeit, in der wir unser aktuelles Körpergefühl wahrnehmen – die Kürze oder Länge hierbei sollte von der Gruppenleitung atmosphärisch wahrgenommen und entsprechend durchgeführt werden.
In der Klinikarbeit gilt es die Patienten darauf hinzuweisen, wie die Zusammenhänge der unterschiedlichen Therapien zu verstehen sind und welche Bedeutung die Körperarbeit in einer psychosomatischen Klinik hat. TCM-basierte Körperarbeit dient hier auch besonders dem Verständnis der TCM. Die Themen der Yin und Yang-Lehre und die Lehre der fünf Elemente stehen dabei im Vordergrund; diese sollen in der im Folgenden beschriebenen Körperarbeit sinnlich erfahrbar werden. Eine theoretische Einführung kann dem jeweiligen Thema entsprechend vorangestellt werden, das für die Stunde vorgesehen ist.

*Hinweis:*
*In der Regel werden die Stunden der Körperarbeit vom Themenkreis der Übungen so ausgewählt und so an die Teilnehmer weitergegeben, wie es zum Teilnehmerkreis passt. Das heißt, es werden aus allen Jahreszeiten Übungen miteinander verbunden und passend zu einem Ganzen verwoben. Am Ende des Buches werden Beispiele auch für dieses Vorgehen aufgezeigt. Im klinischen Rahmen bringen die Patienten meist aktuelle Themen mit in die Stunde hinein, die in der Übungsauswahl dann berücksichtigt werden können. So kann auf die aktuelle körperlich-seelische Verfassung der Patienten übereinstimmend eingegangen werden und teamgerechte Zusammenarbeit gefördert und unterstützt werden.*

Dieses Buch ist zum besseren Verständnis nach den fünf Elementen, den fünf Jahreszeiten gemäß der TCM geordnet. Im Weiteren werden also reine jahreszeitenbezogene Einheiten dargestellt.

## Allgemeiner Ablauf der Unterrichtsstunden

- Ankommen und Theorie
- Übungen im Sitzen
- Übungen zum Aufstehen und Übungen im Gehen
- Allgemeine Wahrnehmungsübungen in der Gruppe
- Partnerübungen
- QiGong
- Abschlussrunde im Sitzen mit Tee-Zeremonie

Nach dieser Einführung in die Welt der Körperarbeit folgt zur Einstimmung ein Gedicht, welches einen wunderbaren Übergang in die Jahreszeit des Winters bietet mit dem zugeordneten Element Wasser, aus dem alles irdische Leben hervorgeht.

# AM MEER

Wie ist dir nun,
meine Seele?
Von allen Märkten
des Lebens fern,
darfst du nun ganz
dein selbst genießen.

Keine Frage
von Menschenlippen
fordert Antwort.
Keine Rede
noch Gegenrede
macht dich gemein.
Nur mit Himmel und Erde
hältst du
einsame Zwiesprach.
Und am liebsten
befreist du
dein stilles Glück,
dein stilles Weh
in wortlosen Liedern.

Wie ist dir nun,
meine Seele? Von allen Märkten
des Lebens fern
darfst du nun ganz
dein selbst genießen.

Christian Morgenstern

UM AN DIE QUELLE
ZU KOMMEN, MUSS MAN GEGEN
DEN STROM SCHWIMMEN.

WEISHEIT AUS CHINA

# WINTER
# IM JAHRESZEITENZYKLUS

Element: ............................ Wasser

Organ: ............................... Niere/Blase

Sinnesorgan: .................... Ohr

Geschmack: ...................... Salzig

Geräusch: .......................... Stöhnen

Farbe: ................................ Blau/Schwarz

Tageszeit: .......................... Nacht

Körperzuordnung: .......... Knochen/Ohren/Gehirn (Sonderorgan)

Emotion: ............................ Wille/Angst

Thema: .............................. Tiefe/Meditation/Ruhe/Geist

Lebensphase: .................. Verwandlung/Tod

Erfahrungsmöglichkeit: Kraft/Stabilität/Sicherheit/Konzentration

Tier: .................................. Tiger

# HAB' KEINE ANGST VOR DEM WINTER

hab' keine Angst vor dem Winter
die Schiffe für deine Sehnsucht
liegen schon im Hafen bereit

hab' keine Angst vor dem Abschied
aus den Erinnerungen
lässt sich bauen ein warmes Haus

hab' keine Angst vor der Reise
du nimmst alle Lieder mit
und die sind zum Tragen nicht schwer

hab' gar keine Angst
die Seele weiß unbeirrt ihre Richtung
und ihre Flügel sind furchtlos und stark

Helena Aeschbacher-Sinecká

# DAS ELEMENT WASSER UND DER WINTER

Warum beginnen wir mit dem Winter im Jahreszeitenzyklus?
Das Element *Wasser* weist den Weg, denn: Alles Leben beginnt im Wasser. Auch wir Menschen waren als Embryo zuerst von Wasser umgeben. Das Wasser als Symbol des Lebens ist bekannt, aus ihm schöpfen wir förmlich. Wasser und *Geist* werden in Religionen und Kulturen oftmals analog gesetzt. Wasser erneuert, wäscht rein und ist die Grundsubstanz unseres Körpers. Unser Körper besteht mindestens zu 70% aus Wasser. Damit haben wir einen guten Resonanzboden und sind so enorm schwingungsfähig. Wasser ist unter anderem ein In*forma*tionsträger. Bewegungs*formen* wie zum Beispiel TaiJiQuan beziehen ihre Qualität und Analogie aus dem Vorbild des Wassers.

Alles fließt, ist weich, ungeformt in seiner Eigenschaft und kann dennoch „in Fluss" kommen und in eine Form gebracht werden, unabhängig von den verschiedenen Aggregatszuständen, die Wasser einnehmen kann.

*Nichts auf der Welt ist so weich und nachgiebig wie das Wasser.*
*Und doch bezwingt es das Harte und Starke.*
*Laotse*

Wir sprechen beim TaiJiQuan auch von einer Bewegungsform, in der Naturbilder nachempfunden, nachgeformt bzw. neu kreiert und neu in Form gebracht werden. Jeder TaiJiQuan-Übende hat seine eigene, individuelle Art, sich in der sogenannten „Form" zu bewegen. Das heißt, es gibt dabei kein Richtig oder Falsch, sondern es ist eine per-

sönliche Angelegenheit, wobei die Bewegungsqualität von der eigenen persönlichen Entwicklung auf dem TaiJi-Weg abhängig ist.
Hier sei an unser *Gehirn*, das dem Element Wasser zugeordnete Sonderorgan, erinnert: TaiJiQuan hat eine besonders ausgleichende und erfrischende Wirkung auf unser Gehirn, weil durch die ganzheitlichen Bewegungen unseres Körpers eine optimale Vernetzung im Gehirn stattfindet. Dadurch wird das vitale Zusammenspiel von Nervenbahnen, dem Zell- und Muskelgewebe und den inneren Organen außerordentlich gestärkt.

Das alles gilt auch für das QiGong. Wenn wir das Element Wasser uns vor unser geistiges Auge führen, dann erkennen wir erst einmal keine Stabilität, es sei denn, wir erinnern uns an ein gewisses Fließgleichgewicht, welches aus der Physik bekannt ist. In der Körperarbeit wollen wir uns diesem Thema nähern, zum Beispiel mit Übungen, die uns *Ruhe*, *Stabilität*, *Konzentration*, *Erinnerung* und *Tiefe* erfahren lassen. Hier wird es darum gehen, sich den INNENraum wieder zu*gäng*lich zu machen und sich zu öffnen für innere Wahrnehmung und Erfahrung. „Die Tür geht nach innen auf", sagen Kontemplationslehrer.

Zu*gäng*lich ist hier ein gutes Stichwort, in diesem Wort ist der Gang versteckt. In der Körperarbeit hat das GEHEN eine besondere Bedeutung – denken wir an den aufrechten Gang. Auch an das Wort Ver*gangen*heit, mit den Erinnerungen, die wir mit uns herumtragen, sei hier erinnert.

# BEGINN DER UNTERRICHTS-STUNDE IM SITZEN

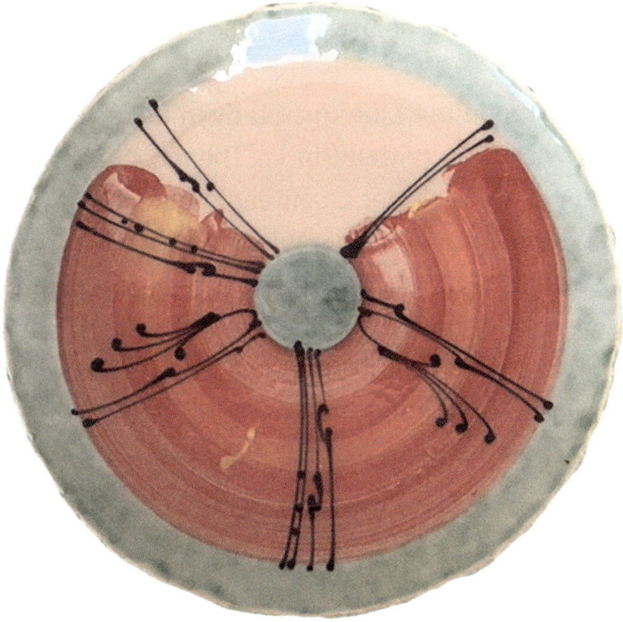

Zu Beginn jeder Stunde sitzen alle zusammen im Kreis, äußerlich geordnet, und dennoch könnten wir sagen, am Anfang herrscht ungeformtes Chaos. Egal, um welche Gruppe es sich handelt, sei es in einer Bewegungsschule oder in einer Klinik, alle, inklusive Lehr- oder therapeutischem Personal, kommen in einer unterschiedlichen Verfassung und auch mit einer individuellen Geschichte in die Gruppe. Die Vorbedingungen der Teilnehmer sind ebenfalls unterschiedlich, von der Beweglichkeit her gesehen sowie durch die Unterschiede im Lebensalter und im Geschlecht. Und bei der Arbeit in der Gezeiten Haus Klinik gehen wir auch von unterschiedlichen Diagnosen aus. Die TCM arbeitet ja letztlich ohne feststehende Diagnose, denn der Mensch ist ein bewegliches System, in dem die Diagnosen der TCM im Harmonisierungsprozess manchmal sogar in kurzer Zeit wechseln können.

Die Aufgabe eines Bewegungslehrers oder Bewegungstherapeuten ist, die Gruppe von einem ungeformten, chaotischen Zustand und einer gewissermaßen Uninformiertheit zu einem geformten, harmonischen und informierten Zustand zu führen. Das bezieht sich auf die Gruppe an sich, aber auch ebenso auf die einzelnen Personen und auch auf die Anleitenden selbst.

Wenn wir die Stunde mit einer meditativen Stillezeit begonnen haben, so sind wir schon mittendrin im Thema. Wir machen deshalb einen Ausflug in die Welt der Quantenphysik, um ein Phänomen zu verdeutlichen, welches mir immer wieder in verschiedenen Gruppen begegnet ist. Und zwar betrifft das eine Übung, die ich im Folgenden als „Namenrunde" bezeichnet habe. Das Phänomen, was ich meine, könnte man mit dem Begriff des Gedächtnisfeldes umschreiben, denn Form und Gedächtnis sind eng miteinander verbunden, eine Grundlage auch für Harmonisierung in der Gruppe.

## Feldtheorie

### Exkurs

*„Die Form hat innerhalb der Perspektive der Systemtheorie den Primat über der Materie. Sofern die Form der ständigen Erneuerung mittels der strudelartigen Dynamik der Stabilität im Fluss bedarf, können wir in der Tat sagen, dass ein System eine Art Erscheinungsweise des Gedächtnisses ist."*

(Leonardo Boff und Mark Hathaway in *„Befreite Schöpfung"*, Seite 192)

Innerhalb der neuen Physik können wir System-Felder (organisierende oder prägende Größen) als grundlegender begreifen als Materie oder Substanz. Der Begriff „morphische" Felder sollte in diesem Licht betrachtet werden – denn tatsächlich ist es gut möglich, dass morphische Felder Quantenphänomene mit umfassen. Um morphische

Felder zu begreifen, könnte man sie als Informationsfelder betrachten.

Es wird in diesem Zusammenhang auch von morphischer Resonanz gesprochen und es gibt daraus Folgerungen und Fragen, ob morphische Felder eine einheitliche Sichtweise für das Wesen des Gedächtnisses – und auch des Geistes selbst – bereitstellen können, woraus wir neue Einsichten über das Lernen und die Dynamik der Selbstorganisation und Kreativität gewinnen könnten.

Die systemische Sehweise können wir auch darin erkennen, dass, wenn das Gehirn geschädigt ist, Zellen in anderen Hirnregionen sich so organisieren können, dass sie die ausgefallenen Funktionen übernehmen können. Dass Erlerntes selbst nach erheblicher Schädigung des Gehirns noch zur Verfügung steht, könnte auf den selbst-organisierenden Charakter der morphischen Felder zurückzuführen sein.

Nach diesem kleinen Ausflug in die Feldtheorien werden wir die Übung der „Namenrunde“ besser verstehen. Diese Selbstorganisation-Phänomene finden wir immer wieder auch in Gruppen bei der Gruppenarbeit.

# DIE NAMENRUNDE

## Übung

Es ist zu empfehlen, die Namenrunde als Übungsleiter zu beginnen, danach die Person zur Linken bitten, diesen erstgenannten Namen, in meinen Gruppen also „Elke", zu wiederholen und danach den eigenen Namen, beispielsweise „Paul", zu sagen. Die nächste dritte Person wiederholt jetzt „Elke, Paul" und sagt danach den eigenen Namen, zum Beispiel „Marie". Das setzt sich fort bis zur letzten Person in der Gruppe, die dann folgerichtig rechts von der Gruppenleitung sitzt.

Je nach Größe der Gruppe wird am Anfang häufig gesagt: „Oh, das werde ich nicht können." Nun stellt sich aber das Phänomen ein, das es mit fortschreitender Wiederholung der Namen in einer großen Gruppe eher leichter als komplizierter wird und zum Schluss alle überrascht sind, wie gut gerade die letzten Personen die Namen recht fließend wiederholen können. Falls es doch mal stockt, kann und sollte natürlich Hilfe gegeben werden. Ich selbst halte es für mich immer so, dass ich danach auch noch einmal alle Namen der Reihenfolge nach laut wiederhole, um mir die Namen selbst noch einmal bewusst zu machen.

Wir können gleich zu Beginn an der Übung erkennen, wie Leben und Lernen funktioniert, nämlich – und das ist ganz wichtig – durch Wiederholung und Übung!

Im täglichen Leben sind wir daran gewöhnt, unser Gehirn, unseren Verstand zu gebrauchen und haben die Erfahrung gemacht, dass es bei günstigen Umständen auch gut und schnell funktioniert. Da sieht es mit dem „Körpergedächtnis" im Prinzip auch sehr gut aus; denn alle erlernten Funktionen des Körpers wie das Aufstehen, das Gehen oder auch das Fahrradfahren finden schließlich automatisiert, ohne bewusstes Denken statt. Auf diese Weise können wir verschiedene Funktionen sogar gleichzeitig ausführen, zum Beispiel Fahrrad fahren und die Umgebung schauen, Hörbuch hören und auf den Verkehr achten.

In der Namenrunde üben wir schon einmal die Lenkung unserer Aufmerksamkeit.

Ein Beispiel aus der Klinikarbeit kann das illustrieren:

In unsere Klinik kommen viele Menschen, die das Körpergefühl als störend erleben, es weg- oder unterdrücken, wenn der Körper sich meldet, auf welche Weise und unter welchen Umständen auch immer. Dieses erleben wir z. B. häufig bei Schmerzen, aber auch bei Körperempfindungen im Kummer oder bei geistiger Unruhe. Diese Empfindungen werden in unserer Gesellschaft vielfach betäubt, z. B. durch Alkohol- und Schmerzmittel-Konsum, und dabei bekanntlich auch oft tabuisiert. Aufmerksamkeit ist dann in der Regel ganz nach außen gerichtet und von dort wird dann meistens die Lösung erwartet. Folgenden Satz sollten wir uns jedoch bewusst machen:

„Da wo unsere Aufmerksamkeit ist, da ist unsere Energie!“

In der Körperwahrnehmungsarbeit geht es nicht nur darum, die Aufmerksamkeit nach innen zu lenken, sondern mit einem zunehmend ausgebildeten Wahrnehmungskörper die Wahrnehmung an sich (und in sich) so bewusst zu erfahren und zu erleben, dass sie dem Menschen gänzlich dienlich wird und in eine sogenannte Achtsamkeit mündet. Daraus folgt eine *Kraft*, die wir, im Weiteren dem Winter zugeordnet, auch Lebenskraft und Willenskraft nennen.

# AUFMERKSAMKEIT MIT DEM INNEREN AUGE

## Übung

Bei dieser Übung sitzen die Teilnehmer weiterhin am Boden und werden aufgefordert, die Augen zu schließen und sich mit ihrer Aufmerksamkeit nach innen zu wenden. Wir nehmen den Atem wahr, wie er kommt und geht und gleiten in einen Zustand des „Nichts-Denken".

Möglicherweise taucht vor dem inneren Auge ein Bild oder ein Symbol auf. Darauf sollte im Voraus hingewiesen werden, um damit im Weiteren arbeiten zu können. Dieses Bild gilt es wahrzunehmen, es sich zu merken und dann langsam die Augen zu öffnen.

Wer das innerlich geschaute Bild oder das Symbol in die Runde sagen möchte, möglichst mit einem Wort oder einem Satz, kann es machen, wer es lieber für sich bewahren möchte, darf es für sich behalten. Die Vorstellungsübung wird an dieser Stelle beendet und es wird darauf hingewiesen, dass am Ende der Stunde, wenn alle Teilnehmer sich wieder in einem Kreis zusammengefunden haben, mit dieser Übung noch einmal weitergearbeitet wird...

# TUINA-KLOPFMASSAGE

## Übung

Diese Übung kann im Sitzen oder Stehen durchgeführt werden.

Wie vor jeder Massage wenden wir uns mit unserer Aufmerksamkeit nach innen und nehmen unser Körpergefühl wahr (siehe Ende der Übung).

Da die *Knochen* in den Bereich des Winters zum Meridiankreislauf Niere/Blase gehören, beginnen wir mit einer Klopfmassage. Denn *Klopfen* ist eine Massagehandtechnik aus der chinesischen Heilmassage TuiNaAnMo, die die Knochen erreicht.

Dazu nehmen wir zuerst unsere Hände und reiben die Handflächen gegeneinander („Waschen der Hände"), spüren die Energie/Wärme in den Handinnenflächen und klopfen die Innenseiten der Handgelenke gegeneinander und schütteln danach die Hände locker aus. Nun klopfen wir leicht mit den Fingerspitzen von der Nasenwurzel, Punkt Blase 1 (JingMing, Helligkeit der Augen) beginnend über den Kopf neben dem Scheitel, neben der Halswirbelsäule entlang bis zum siebten Halswirbel, dem Punkt 14 vom Du-Sondergefäß (DaZhui, großer Wirbel, oder auch „Punkt der 1000 Strapazen" genannt).

Die Hände/Arme wieder nach vorne herunternehmen und entspannt im weiten Bogen nach hinten führen, um dann mit lockeren Fäusten die Linien der Meridiane neben der Wirbelsäule zu erreichen. Dort klopfen wir über die Nierengegend besonders sanft den Blasenmeridian entlang, dieser verläuft jeweils in zwei Linien neben der Wirbelsäule entlang, dann über das Gesäß, die Sitzhöcker, weiter die Hinterseiten der Beine, über die Kniekehlen, Waden, Fersen und äußeren Fußkanten bis zu den kleinen Zehen, wo der Blasenmeridian endet. Unsere Finger/Hände legen wir nun auf den Punkt Niere 1 (YongQuan, Sprudelnde Quelle) in der Mitte der vorderen Fußsohle. Hier können wir auch etwas verweilen, indem wir mit dem angewinkelten Daumengelenk diesen Punkt massieren. Anschließend klopfen wir die Innenseiten der Knöchel entlang, die Innenseiten der Unterschenkel und Oberschenkel bis zur Leiste hinauf, um dann neben der Mittellinie (Sondergefäß RenMei) des Oberkörpers, des Bauches und der Brust hinaufzuklopfen bis zum letzten Punkt des Nierenmeridians Niere 27 (ShuFu, Sammlungspunkt des Meridian-Qi) unterhalb des Schlüsselbeins.

Diese Meridian-Klopfmassage dient einer guten sinnlichen Wahrnehmung und Orientierung des Verlaufes des Blasenmeridians. Das kann nach Bedarf mehrmals wiederholt werden. Die vielen Zellen, die im Knochenmark gebildet werden, nehmen durch die feine Erschütterung im Knochen vermehrt Sauerstoff auf. So erreichen wir mit dem Klopfen unsere tiefste Tiefe in den Knochen und können uns dabei vorstellen, dass die Zellen in gewisser Weise aufgeweckt werden.

Die Einheit wird beendet, indem wir die Augen leicht zumachen, noch einmal nachspüren und uns fragen: Was hat sich verändert im Vergleich zu dem Körpergefühl, welches vor dieser Massage wahrgenommen wurde?

*Anmerkung:*
*Vergleiche dieser Art führen in eine Sinnhaftigkeit des eigenen Tuns, Unterschiede können wahrgenommen werden, machen das Körpergefühl präsenter und stärken die Eigenmotivation.*

# SPIRALFÖRMIGES AUFSTEHEN

## Übung

Wir haben von der Zugehörigkeit der Knochen zum Niere-/Blase-Funktionskreis erfahren und wenden nun unsere Aufmerksamkeit unserer Wirbelsäule zu. Neben der Wirbelsäule liegen beidseits jeweils zwei Bahnen des Blasenmeridians, die während der folgenden Aufrichtung (wie nebenbei) massiert werden.

In der Sitzposition mit gekreuzten Beinen schauen wir, welches Bein nach vorne zeigt. Ist das linke Bein vorne, so legen wir die rechte Hand nach hinten auf den Boden; ist das rechte Bein vorne, legen wir die linke Hand nach hinten. Anschließend geben wir Gewicht oder Druck in die entsprechende Hand und drehen uns während des Aufrichtens spiralförmig aus, also Wirbel für Wirbel, die Halswirbelsäule zuletzt, sodass wir im Stehen dann in die entgegengesetzte Richtung schauen, das heißt weg von der Kreismitte. Wir schauen geradeaus und nehmen wahr, wie, wo und was wir sehen. Unser Nachbar ist wahrscheinlich (nur noch) aus den Augenwinkeln wahrzunehmen.

# ZENTRIERTES GEHEN

## Übung

Die Frage: „Wie stehe ich?" rückt jetzt in den Vordergrund. Sind beide Füße gleichermaßen belastet oder ist das Gewicht unterschiedlich verteilt? Durch eine Pendelbewegung, z. B. zur Seite, können wir in ein Gleichgewicht kommen (beide Beine sind gleich belastet), welches danach im Innehalten wahrgenommen werden kann. Das Gewicht wird anschließend auf das rechte Bein verlagert, das „leere" linke Bein herangezogen und wir beginnen den ersten Schritt mit links, dem folgt der zweite mit rechts und so weiter im sogenannten *Tief*gang. Mit Tiefgang ist gemeint, dass wir während des Gehens nicht aufstehen, die Kniegelenke bleiben geöffnet (leicht gebeugt, nicht durchgedrückt). Wir könnten in gewisser Weise sagen, dass wir über den Boden schleichen. Unsere Wahrnehmung bleibt nach innen gekehrt, dadurch können wir das Gehen bewusst wahrnehmen:

Es beginnt mit dem Aufsetzen der linken Ferse, dem Abrollen über den Punkt Niere 1 bis zu den Zehen, also dem Aufsetzen des ganzen linken Fußes. Hier befinden wir uns im Gleichgewicht, also beide Füße sind gleich belastet, welches nur im langsamen Gehen bewusst wahrgenommen werden kann. Wenn dann die rechte Ferse abhebt und der Fuß ebenso über den Punkt Niere 1 bis zur Fußspitze abrollt und sich das ganze Gewicht auf dem linken Fuß befindet, kann das rechte „leere" Bein abheben, einen Schritt machen und seinerseits mit der Ferse aufsetzen usw. Das kann nur erfolgen, weil wir über unsere Mitte über unser Gleich-Gewicht gegangen sind.

Hier können schon erste Erfahrungen mit einem Yin- und Yang-Gefühl gemacht werden; denn durch das Bein, welches das Gewicht des

Körpers trägt, kann ein *Yin*-Gefühl, also ein *volles* Gefühl empfunden werden, während *gleichzeitig* im freien Bein ein *Yang*-Gefühl, also ein *leeres* Gefühl wahrgenommen werden kann.

Nach einer Weile des Gehens (durch den Raum) stellen wir die Füße parallel, etwa schulterbreit, und halten in dieser Position inne. Die gleichen Bewegungen üben wir nun im Rückwärtsgehen:

Also, wir setzen zuerst den Vorderfuß nach hinten mit der Fußspitze auf und rollen den Fuß langsam zur Ferse ab, bis der ganze Fuß abgesetzt ist, und gehen entsprechend weiter wie beim Vorwärtsgehen. Wir machen das nach wie vor langsam im Zeitlupentempo, einige Schritte in aller Ruhe. Danach folgt die Anleitung, wieder ein paar Schritte vorwärtszugehen. Nun wieder innehalten, die Füße parallel stellen, die Augen schließen, nach innen hineinspüren und wahrnehmen, was ist. Die Augen werden anschließend langsam geöffnet und wir schauen unsere innere und äußere Umgebung ...

## Schauen

### Exkurs

„Schauen" im vorangegangenen Sinne meint eine ganzheitliche Sicht, die noch mit der inneren Wahrnehmung verbunden ist, der Blick nach außen ist weit, d. h. an nichts angeheftet. Im Gegensatz zum herkömmlichen Begriff des „Anschauens", der in der Regel mit einer Fokussierung auf einen Gegenstand oder einer Person einhergeht und gewöhnlich auch mit dem Denken gekoppelt ist, ist das Schauen hier in einem meditativen, urteilsfreien und umfassenden Sinne gemeint. Es geht um die gemeinsame und gleichzeitige Wahrnehmung der inneren und äußeren Welt, also ein Zustand der Gelassenheit.

# ZIELGERICHTETES GEHEN

## Übung

Die Anweisung für diese Übung lautet, sich umzuschauen und in aller Ruhe ein Ziel zu suchen, dieses mit den Augen zu fixieren und „schnurstracks“ darauf zuzugehen, ohne sich irritieren zu lassen von den Mit-Übenden. Alle sind zur gleichen Zeit losgegangen und unterwegs, bis jeder sein Ziel erreicht hat. Dort verweilen wir eine kurze Zeit, bis die Anweisung erfolgt, sich ein neues Ziel zu suchen und in aller Ruhe den Blick konzentriert auf das neue Ziel zu lenken.

Wir suchen circa fünf bis sechs Mal ein neues Ziel auf und wechseln dann wieder zur vorherigen „Gangart“ dem sogenannten Tiefgang, dem langsamen tiefen Gehen, bei dem wir wieder etwas einsinken in den Knien, das heißt mit weichen Knien bewusst und mit innerer Wahrnehmung einen Fuß vor den anderen setzen. Dieses machen wir eine kleine Weile und halten dann inne, stellen die Füße parallel und schulterbreit, machen die Augen leicht zu und spüren nach...

Wir öffnen langsam die Augen und gehen zur Mitte des Raumes und formen miteinander einen **Kreis**.

*Anmerkung:*
*Das zielgerichtete Gehen stellt für viele Menschen eine Herausforderung dar, weil konsequentes und konzentriertes Handeln in unserer heutigen Gesellschaft wenig oder immer weniger geübt und gelebt wird. Viele Menschen sind eher gewohnt, zögerlich zu sein, sind häufig von Ängsten geplagt, und eine schnelle Entscheidung zu treffen fällt ihnen oftmals schwer. Bei dieser Übung fällt immer wieder auf, auch den Teilnehmern, wie selten es zu einem Zusammentreffen mit einer anderen*

*Person kommt, obwohl der Raum mit einem zügigen Tempo schneller als gewöhnlich durchschritten wird. Alle Aufmerksamkeit unseres Geistes ist auf das Ziel gerichtet, ohne umständliches Denken. Bei dieser Übung können wir gut unser Unbewusstes erleben und erfahren, dass es mitwirkt uns sicher ans Ziel zu bringen.*

# DER WATTEKREIS

## Übung

Vorab gibt es eine kurze Erklärung zum Wattekreis mit Hinweisen dazu, dass wir mit dieser Übung unsere Tiefenmuskulatur stärken, unsere Hüften lockern und die Schultern und Armbereiche durchgängig weich bewegen lernen. Bevor wir mit der eigentlichen Übung beginnen, machen wir eine als Vorübung.

## Schwungübung

Wir stehen dazu schulterbreit und locker in den Knien. Mit dem Einatmen heben wir die Arme parallel auf Brusthöhe und stehen auf, um danach mit dem Ausatmen die Arme schwungvoll nach unten fallen und dann nach hinten weiterschwingen zu lassen, dabei federn wir die Bewegung in den Knien sanft ab. Mit einem gewissen Schwung die Arme wieder auf Brusthöhe heben und die Bewegungen mehrmals wiederholen. In der Schwungphase nach unten mit dem Ausatmen darf es gerne zu hörbaren Geräuschen des Ausatmens kommen.

Nach Beendigung dieser Vorübung kommen wir zur Ruhe.

## Der Wattekreis

Für den Wattekreis nehmen wir unsere Hände nach vorne und reiben kräftig die Handinnenflächen aneinander, bis ein Wärmegefühl entsteht, schütteln danach die Hände aus und heben sie seitlich auf Schulterhöhe in entspannter Haltung besonders der Schultern. Hier begegnen uns die Hände unserer Mit-Übenden und wir legen unsere Handinnenflächen gegenseitig aneinander mit den Fingerspitzen nach oben zeigend. Wir nehmen „Fühlung" miteinander auf. Dann verlagern wir unser Gewicht auf das *rechte* Bein und geben unser Gewicht ganz dort hinein, stehen also *tief*, heben das linke Bein vom Boden ab und halten es während der Übung locker. Wir bleiben in dieser tiefen, aber aufrechten Haltung, auf einem Bein stehend. Diese Übung wird Wattekreis genannt, weil wir in unserer Vorstellung die Arme sowohl links als auch rechts sensibel wie in Watte drücken (es ist aber keine Watte, sondern es sind unsere Nachbarn, die in ähnlicher Weise in Bewegung sind und kaum Widerstand bieten), d. h., die Arme werden abwechselnd ausgedehnt und danach wieder zum Körper herangezogen. Die Hände sollen dabei immer im Kontakt bleiben, d. h., das alles geschieht im Wechsel, ist also ein jeweiliges Ausdehnen und Zusammenziehen. Dadurch, dass wir auf einem Bein stehen, sind wir sehr darum bemüht, unser Gleichgewicht zu halten, dabei dient allerdings das locker angehobene Bein beim Ausbalancieren. Es ist eine sehr dynamische Übung, die mit einer festen Verwurzelung einhergeht, mit einem Fuß fest am Boden, die Knie weich, die Hüften entspannt, die Mitte, also der Unterbauch neutral und oben im Schulterbereich leicht, weich und durchgängig elastisch.

Diese Übung kann anstrengend empfunden werden und wir beenden sie vorerst langsam, indem wir das linke Bein auf den linken Fuß absetzen, die Hände von den Nachbarn lösen und die Arme herunternehmen.

Die Beine abwechselnd leicht „ausschütteln", ebenfalls die Arme und Hände, und danach das Gewicht auf das *linke* Bein verlagern. Die Übung in dieser Position wiederholen und wie zuvor beschrieben beenden, zur Ruhe kommen und nachspüren...

Nach dieser Übung gehen wir durch den Raum, unsere Aufmerksamkeit nach innen gelenkt. Eine besondere Aufmerksamkeit schenken wir jetzt unserem **Rücken**: Wie fühlt er sich an, wie *gehen* wir mit diesem Gefühl? Dieses machen wir eine kleine Weile und werden nun aufgefordert, unsere Aufmerksamkeit nach außen zu lenken. Wir schauen unsere äußere Umgebung, schauen unsere Mitmenschen, wie sie an uns vorübergehen, mit uns gehen. Wir nehmen Blickkontakt miteinander auf und erhalten die Aufforderung, uns einen in etwa gleich großen Partner zu suchen für die nächste Übung.

# DIE REISSVERSCHLUSSÜBUNG

## Partner-Übung

Für diese Partnerübung, die auch Reißverschlussübung genannt wird, stellen wir uns schulterbreit Rücken an Rücken und nehmen als Erstes „Tuchfühlung“ auf, d. h., wir begrüßen einander mit dem Rücken, erst vorsichtig und danach etwas lebendiger. Meistens kommt eine gewisse Dynamik und Freude in die Bewegungen. Diese Art von Begrüßung beenden wir, indem wir uns wieder alleine stehend, im schulterbreiten Stand in die *Grundhaltung*, auch „Bärenstellung“ genannt, begeben. Für diese Haltung bedarf es in den meisten Fällen einer Einführung, zumindest für die Teilnehmer der Gruppe, die neu dazugekommen sind.

## Grundhaltung

### Exkurs

Die Füße stehen schulterbreit, dann sinken wir etwas in den Knien ein, sodass das Becken leicht nach vorne kippt. Hier hilft manchmal das Bild einer Schaufel, das heißt, das Becken bewegt sich wie eine Schaufel nach vorne. In der Folge davon lenken wir die Wahrnehmung auf das Steißbein/Kreuzbein, welche sich nach unten zur Erde hin orientiert und ausdehnt. Gerne bringen wir hier das Bild oder die Vorstellung eines goldenen Fadens hinzu, der vom Steißbein ausgehend die Wirbelsäule hinunter zur Erde zieht. Hinzu kommt, nachdem die Aufmerksamkeit die Wirbelsäule entlang nach oben zum Kopf gewandert ist, dass in der Vorstellung der goldene Faden, diesmal ausgehend vom Scheitel die Wirbelsäule nach oben Richtung Himmel zieht. Die ganze Wirbelsäule ist somit ausgedehnt wie ein „feines Band“.

*Anmerkung:*
*An dieser Stelle bietet es sich an, die Übung zu unterbrechen, die Teilnehmer aus dieser Haltung heraus „aufstehen" und dann mit dem Handrücken ihrer Hand den Lendenwirbelbereich berühren zu lassen, um so das entstandene Hohlkreuz zu fühlen. Die Teilnehmer werden aufgefordert, sich im Stehen hinzusetzen, also wieder die Schaufelbewegung des Beckens nach vorne auszuführen und die erneute Veränderung mit dem Handrücken wahrzunehmen, die dadurch im Lendenwirbelbereich entstanden ist. Die Lendenwirbel sind in den meisten Fällen beweglich und dehnen sich beim Hinsetzen im Stehen nach hinten aus, also gegen den Handrücken. Auch die Vorstellung, auf einem Stuhl sitzend mit den Lendenwirbeln die Stuhllehne zu fühlen, ist manches Mal hilfreich. Die Erfahrung des Aufstehens und Hinsetzens im Stehen mit der fühlbaren Veränderung im Bereich der Lendenwirbelsäule kann wiederholt gemacht werden.*

Wir machen jetzt weiter im Aufbau der Grundhaltung und lenken unsere Aufmerksamkeit zum Punkt DaZhui, dem „Punkt der 1000 Strapazen" am siebten Halswirbel. Von hier aus entwickeln wir ein verteilendes Gefühl in alle Richtungen:
zum Kopf, in die Schulterblätter über die Arme bis in die Hände hinein und die Wirbelsäule hinunter. Unterstützt werden kann dieses Gefühl mit der Vorstellung, dass dieser Punkt von der Sonne warm beschienen wird und die Strahlen der Sonne sich in alle Richtungen verteilen.

Die innere Aufmerksamkeit und sinnliche Wahrnehmung wandert nun die Arme entlang hinunter bis in die Hände, die Finger werden leicht geöffnet. Die Mittelfinger weisen auf den Punkt des Gallenblasen-Meridians 31 (FengShi, Marktplatz der Winde) auf die „Hosennaht". Die geöffneten Gelenke (öffnen heißt hier leicht gebeugt) sind in der Grundhaltung von besonderer Bedeutung, da die Lebensenergie, das Qi, so durchgängig und ungehindert fließen kann. Wir überprüfen noch einmal, ob alle Gelenke geöffnet sind, die Handgelenke, Ellbogen, Schulter-, Hüft- und Kniegelenke. So entsteht Raum unter den Achseln, in denen in der Vorstellung ein kleiner Tischtennisball Platz finden könnte (dort in etwa befindet sich auch der 1. Punkt des Herzmeridians (JiQuan, höchste Quelle)). Die Aufmerksamkeit wandert nun wieder zu den Handinnenflächen hinunter zu den Punkten Pericard/Herzbeutel 8, (LaoGong, Palast der Arbeit), von denen aus wir in der Vorstellung Kontakt aufnehmen zu unserem Unterbauch, zum DanTien, wo wir mit unserer Aufmerksamkeit ein zentriertes, volles Gefühl entwickeln und etablieren. Hier ist unsere Mitte, aus der heraus wir uns bewegen und um die herum wir uns bewegen, wenn wir uns bewegen.

Wir können in dieser Haltung auch meditativ verweilen und sie zu gegebener Zeit beenden.

Die Grundhaltung in Zusammenarbeit mit Partner ist auch im Kapitel Spätsommer, S. 175, beschrieben.

## Für die Reißverschlussübung

stellen wir uns mit unserem jeweiligen Partner in der Grundhaltung Rücken an Rücken, sodass auch die Lendenwirbel miteinander Kontakt haben, sofern der Körperbau oder auch die Beweglichkeit dieses zulassen, und prüfen für uns, ob wir im Lot also alleine stehen oder uns doch eventuell an den Partner anlehnen?

Hier heißt es, für sich zu stehen und dennoch im Kontakt zu sein!

Wir beginnen langsam, uns miteinander und gleichzeitig von oben her, also von der Halswirbelsäule aus Wirbel für Wirbel zu öffnen wie ein Reißverschluss bis zum Lendenwirbelbereich, Kreuzbein-/Steißbeinbereich bleiben im Kontakt.

*Anmerkung:*
*Jetzt ist es sehr wichtig, fest und gut geerdet zu stehen, die Knie leicht nach außen gerichtet, da wir in dieser Position schnell aus dem Gleich-*

*gewicht zu bringen sind, wenn der Druck des Partners auf den Kreuzbeinbereich zu stark werden sollte.*

Danach schließen wir die Wirbelsäule (den Reißverschluss) wieder Wirbel für Wirbel und wiederholen die Bewegung zwei bis drei Mal in einem angemessenen und angenehmen Tempo mit großer Achtsamkeit. Zum Schluss spüren wir in unseren Rücken hinein und lösen uns danach ganz langsam aus dieser Haltung voneinander, bleiben für eine kurze Zeit alleine stehen und setzen uns anschließend langsam Schritt für Schritt in Bewegung.
Wir gehen achtsam und bewusst durch den Raum, setzen die Ferse auf und spüren, wie der Fuß abrollt bis zum großen Zeh.

Vor dieser Übung hatten wir unsere Aufmerksamkeit auf den Rücken gelenkt, hatten unser Rückengefühl im Gehen wahrgenommen, und *nach* dieser Übung lenken wir erneut unsere Aufmerksamkeit in die Rückenregion und fragen uns, ob sich an diesem Gefühl etwas verändert hat. Wie fühlt sich der Rücken nun an und wie fühlt sich das Gehen insgesamt an?
Unsere Aufmerksamkeit schenken wir also wieder unserem Rücken, der sich nach der Reißverschlussübung oftmals so anfühlt, als ob der vorherige Partner noch fühlbar im Rücken wäre, also mitgehen würde. Wenn dieses „Partner-im-Rücken-Gefühl" nicht so spürbar vorhanden ist, dann jedoch meistens ein anderes Gehgefühl mit einem warmen, aufrechten und sehr bewusst empfundenen Rücken.

*Anmerkung:*
*Die Sinnhaftigkeit einer Übung erschließt sich uns immer wieder am besten, wenn wir eine Veränderung empfinden können. Dann gibt es auch eine Veränderung in unserem Bewusstsein, in unserem bewussten Sein. Wir erfahren eine Erweiterung unseres gegenwärtigen Seins durch die Erweckung unserer Sinne, können in der Wahrnehmung Ver-Bindung-en schaffen, die uns eine gute Grundlage für eine neue Lebendigkeit und Leichtigkeit geben.*

# BEWEGUNG IM WASSER

## Übung

Mit diesem Gefühl von Lebendigkeit bewegen wir uns jetzt, am besten mit einer **Musik** unterstützt, die einen ruhigen und fließenden Charakter haben sollte, eine Musik mit hörbaren Wasserelementen oder wo eine Assoziation mit dem Element Wasser leichtfällt.

Wir arbeiten auch in dieser Übung mit unserer *Vorstellungskraft*, in dem wir uns vorstellen, uns unter bzw. im Wasser zu bewegen. Wir bild-en uns ein, während unserer sanften und ruhigen Bewegungen einen Widerstand zu spüren, nämlich den Widerstand des Wassers.

Hier können wir eine schöne und gute Erfahrung machen, nämlich in Freiheit uns durch den Widerstand des Wassers von außen zu spüren und wahrzunehmen. Dies ist eine wichtige Erkenntnis, denn nur durch unsere äußere Umgebung, sei es durch Berührung oder auch durch Druck, können wir unsere Eigen-Wahrnehmung ausbilden. Hier gilt es über die Ein-bild-ung zur Aus-bild-ung unseres Selbst zu kommen.

Zum Beenden der Übung „tauchen“ wir wieder auf und orientieren uns im gegebenen Raum.

Diese Übung lädt zum Experimentieren mit freien Bewegungen ein und wird am Ende des Winterkapitels in ähnlicher Form noch einmal beschrieben.

# FELDENKRAIS-ARBEIT

Die Feldenkrais-Methode ist nach *Moshé Feldenkrais* benannt.

Moshé Feldenkrais, in Russland geboren, war ein Physiker, der unter anderem zusammen mit Iréne Joliot-Curie an der ersten Kernspaltung in Frankreich gearbeitet hat. Daneben forschte und lehrte er in Neuro- und Verhaltensphysiologie und Neuropsychologie, u. a. an der Universität Tel Aviv. Seine Lehre vom Menschen beinhaltet vor allem drei Dinge: Vererbung, Erziehung und Selbsterziehung. Die Selbsterziehung bringt er mit dem eigenen *Willen* in Zusammenhang. Auch wollte er mit seiner Methode ein bewusstes Training aller Funktionen, sowohl der geistigen als auch der körperlichen unterrichten. Er nennt dieses „Bewusstheit durch Bewegung". Bewusstheit, da es sich in der menschlichen Bewegung um Ganzheitlichkeit im weitesten Sinne handelt.

Dieses Thema ist u. a. auch genau mein Anliegen und das Thema dieses Buches. Die Feldenkrais-Arbeit hat mir immer eine besondere Freude gemacht. In gewöhnlichen Unterrichtsstunden hatte ich sie integriert, im Klinikalltag jedoch zusätzlich als eigene Einheit in Form von Gruppen-Feldenkrais-Arbeit geleitet. Aufgrund meiner langjährigen Erfahrungen in der Feldenkrais-Arbeit konnte ich so unsere klinische Behandlung erfolgreich unterstützen. Allerdings bin ich keine zertifizierte Feldenkrais-Lehrerin.

## Übung für die Wirbelsäule und die Aktivierung des Blasenmeridians

Dazu werden die Bodenmatten geholt und möglichst kreisförmig in den Raum auf den Boden gelegt.

Schon das **Hinlegen** auf die Matte erfolgt nach rückenschonenden Gesichtspunkten: Jeder Teilnehmer stellt sich vor das in Blickrichtung linke Fußende einer Matte in Schrittstellung hin, hierzu das rechte Bein und damit den rechten Fuß nach vorne stellen. Von der Halswirbelsäule beginnend beugen wir langsam den Rücken, zusätzlich auch schon etwas die Knie, bis die Hände die Matte berühren. Dann mit den Händen vorlaufen und dabei das linke Knie und nachfolgend schließlich das rechte Knie auf die Matte bringen. Auf diese Weise gleiten wir also langsam auf die Matte und rollen über den ausgestreckten rechten Arm und über die rechte Schulter nach links auf den Rücken.

In der **1. Phase** liegen wir also mit der Rückseite unseres Körpers auf der Matte, strecken die Beine aus und lassen die Füße vorne locker auseinanderfallen. Die Arme liegen neben dem Körper mit den Handinnenflächen nach unten. Nun nehmen wir das Auflagegefühl wahr und fragen uns: Wie ist die jetzige „Lage"? Wo ist Kontakt zum Boden zu spüren, von unten nach oben ... beginnend ... bei den Füßen/Fersen, dann den Beinen, dem Gesäß, der Wirbelsäule, den Armen und Händen, den Schulterblättern, dem Kopf?
Danach lenken wir die Aufmerksamkeit wieder zum Kopf und fragen uns: Wo haben der Kopf, der Schulterbereich, die Wirbelsäule usw. keinen Kontakt zum Boden?
Als Nächstes wird die Aufmerksamkeit speziell zum Lendenwirbelbereich gelenkt, in diesem Bereich ist sicherlich kein Bodenkontakt zu erwarten und wir nehmen zur Überprüfung eine Hand und legen diese in den vermutlich kleinen Zwischenraum von Wirbelsäule und Boden. Wieviel Hand passt in diese Lücke?

Hiernach ziehen wir die Beine so heran, dass die Füße schulterbreit am Boden stehen und wir ein sehr komfortables, entspanntes Liegegefühl wahrnehmen können. Die Knie fallen weder nach außen noch nach innen, sondern halten sich flexibel, jedoch stabil aufrecht.

Für die Arbeit mit der Wirbelsäule geben wir nun Druck in die Füße, spannen die Gesäßmuskeln an und heben langsam das Becken vom Boden ab, in dem wir vom Steißbein aus beginnend Wirbel für Wirbel abheben über die Lenden- und Brustwirbel, bis wir die Halswirbelsäule erreichen. Die Schulterblätter, Arme und Hände bleiben entspannt am Boden liegen, ebenso ist die Halswirbelsäule entspannt und leicht gedehnt. Hierzu wird das Kinn leicht in Richtung Brustwirbelsäule gezogen, damit dieses möglich wird. In dieser Position verbleiben wir eine kleine Weile, der Atem fließt ruhig in den Unterbauch. Langsam legen wir nun die Wirbelsäule wieder zurück auf den Boden, Wirbel für Wirbel mit großer Achtsamkeit. Besondere Aufmerksamkeit schenken wir dem Moment, wenn die Lendenwirbel sich wieder mit dem Boden verbinden, mit dem Boden verschmelzen. Nach einer kleinen Ruhephase diese Bewegungen ein paar Mal wiederholen.

Als Nächstes in der **2. Phase** wird diese Übung so angeleitet, dass sie nur in der *Vorstellung* ausgeführt wird. Die Anleitung hierzu erfolgt genauso wie in der aktiven Phase.

*Anmerkung:*
*Die Wiederholung dieser Bewegung in der Vorstellung kann auch durch eigene innere Anleitung der Teilnehmer erfolgen. Dieses fördert die eigene Übungskompetenz, damit die Übungen auch zu Hause wiederholt werden können (dort darauf achten, dass die Unterlage nicht zu weich ist).*

Die **3. Phase** dieser Übung entspricht wieder der ersten, es wird also die gleiche Bewegung unter Anleitung wieder aktiv ausgeführt. Wir achten besonders darauf, ob sich die Bewegung jetzt anders anfühlt als in der ersten Phase und stellen innerlich die Frage:
Wie fühlt sich die Veränderung an, was hat sich verändert und wo hat sich etwas verändert?

Danach werden die Beine langsam gleitend auf den Boden zurückgelegt, die Füße fallen wieder locker auseinander und das *Auflagegefühl* erfährt eine Überprüfung. Auch jetzt stellen wir wieder die Frage: Wie fühlt sich die jetzige Lage an, was hat sich verändert und wo hat sich etwas verändert im Auflagegefühl. Wir prüfen wie zuvor mit einer Hand, ob die Lücke zwischen Lendenwirbelbereich und Matte sich verändert hat.

Die Antworten und Kommentare zur Bewegung und zum Auflagegefühl verschieben wir auf den Schluss der Übung, wenn wir uns wieder hingesetzt haben.

## Schaukelndes Aufsetzen

Um am Ende der Übung in eine Sitzposition zu gelangen, ziehen wir die Beine heran, stellen die Füße auf den Boden, ziehen die Beine danach zur Brust und umfassen sie mit den Armen, soweit es möglich ist. In dieser Haltung rollen wir jetzt auf dem Rücken von oben nach unten (praktisch auf den Blasenmeridianen) hin und her, bis der Schwung es erlaubt, sich auf das Gesäß hochzusetzen.
Wenn das Aufsetzen aus irgendeinem Grunde so nicht möglich ist, dann eine andere Form der Aufrichtung zum Sitzen wählen.

In dieser Position ist jetzt der Raum gegeben, sich auszutauschen über die Erfahrungen, die während dieser Übung gemacht wurden.

Da die Arbeit mit der Vorstellungskraft eine Besonderheit in der Feldenkrais-Methode ist, kann es hier interessante Kommentare geben, besonders was die Wahrnehmung der Wirbelsäule betrifft. Oft wird die Empfindung der Leichtigkeit in der Bewegung der 3. Phase, also nach der Vorstellungsarbeit, erwähnt.

Sollen die Übenden aus der Sitzposition aufstehen, dann kann jetzt das **spiralförmige Aufstehen** angeleitet werden (siehe Kapitel Frühling, Seite 90).

## Aufstehen aus der Liegeposition

Soll alternativ nach der Feldenkrais-Arbeit am Boden ein Aufstehen aus der Liegeposition angeleitet werden:

Dann aus der Rückenlage zur rechten Seite rollen, das rechte Bein dabei anwinkeln, das linke Bein noch hinten lassen. Danach über die rechte Schulter auf die Hände kommen, das Gesäß anheben, dabei das linke Bein mit herübernehmen und so ablegen, dass die Knie versetzt aufkommen, das rechte Knie zum Brustkorb. Jetzt Druck in die Hände geben, das Gesäß weiter heben, dabei die Hände weiter zu den Füßen „laufen" lassen und das Gewicht wieder ganz auf die Füße geben. Dann langsam die Wirbelsäule Wirbel für Wirbel hochrollen, zuletzt die Halswirbelsäule. Nun stehen wir wieder mit den Füßen versetzt in der Ausgangsposition am Fußende der Matte.

Die Form des Aufstehens hat also praktisch die gleiche Reihenfolge wie zuvor beim Hinlegen, nur eben rückwärts, wie wir es von einem rückwärts abgespulten Film kennen.

*Anmerkung:*
*Zu bedenken ist, dass diese Übung des Aufstehens einen beweglichen Körper erfordert; andernfalls auf individuell mögliche Art aufstehen oder z. B. spiralförmig aufstehen (auch im Frühlingskapitel beschrieben).*

# GEHEN ÜBERS EIS

## Gruppen-Übung

Wir bewegen uns frei im Raum und nehmen den Boden unter den Füßen wahr.

In unserer Vorstellung verwandelt sich der Boden jetzt in *Eis* und wir gehen in langsamer, gewohnter Weise im Tiefgang vorsichtig über das Eis eines Sees oder eines kleinen Teiches in winterlicher Stimmung, die Sonne scheint…

Jeder Schritt wird langsam und achtsam gesetzt, denn das Eis ist noch relativ dünn. Vielleicht ist auch hin und wieder ein leichtes Knacken des Eises zu hören. Das wäre der Hinweis, noch vorsichtiger den Schritt zu lenken, noch achtsamer den Fuß aufzusetzen und abzurollen, schließlich soll das Eis alle tragen.

Als Nächstes nehmen wir während des Gehens unsere beiden *Arme vor die Brust*, die Gelenke leicht geöffnet, vom Schultergelenk über die Ellenbogen bis zu den Hand- und Fingergelenken. Wir schauen in unsere Handinnenflächen, die nach oben zeigen. Hier haben sich zwei wunderschöne Schmetterlinge niedergelassen. Sie fühlen die Wärme unserer Hände, erfreuen unser Herz und tragen dazu bei, dass wir weiterhin in gelassener Haltung und ruhigen Schrittes über das Eis gleiten, ohne dass sie sich erschrecken durch eventuell ruckartige oder abrupte Bewegungen.

Gleichzeitig verlieren wir nicht das Eis unter den Füßen aus unserer Beachtung, unserer Wahrnehmung.

Im Gegenteil, wir nehmen noch eine Vorstellung hinzu, nämlich, dass wir uns vorstellen, eine mit *Wasser gefüllte Schale auf unserem Kopf* zu tragen. Damit es gelingen kann, dass die Schale sich auf dem Kopf hält, gehen wir natürlich aufrecht über das Eis, denn es soll kein Wasser über den Schalenrand tropfen. Das heißt, wir sind aufgefordert, weiterhin vorsichtig über das Eis zu gehen, unsere Achtsamkeit und Freude den Schmetterlingen zu widmen und im aufrechten Gang die mit Wasser gefüllte Schale auf dem Kopf zu balancieren. Alles ist nun *gleichzeitig* in unserer Wahrnehmung.

Im letzten Teil der Übung wird angeleitet, dass zuerst in unserer Vorstellung die Schale auf dem Kopf verschwindet, wir mit einer leichten Arm- und Handbewegung die Schmetterlinge auffordern, von uns zu fliegen, und dass danach das Eis sich unter den Füßen wieder zurückverwandelt in den festen Boden unter unseren Füßen.

Wir kehren mit der Wahrnehmung also zurück in unseren Übungsraum.

# FÜHREN UND FOLGEN MIT BERÜHRUNG UND GERÄUSCHEN

## Partner-Übung

Diese Übung ist eine Partnerübung. Da die *Ohren* als Sinnesorgane dem Organkreislauf der *Nieren* (beides sind Partnerorgane) und der Blase zugeordnet sind, ist die im Folgenden beschriebene Übung besonders in diesem Rahmen des Winters geeignet.

In der **1. Phase** der Übung stellen wir uns nebeneinander und werden uns einig, wer mit der Führung beginnt. Die führende Person (Partner A) legt eine Hand auf den Oberarm, Schulter oder Schulterblatt des Partners (B) und lässt diesen erst einmal fühlen, ob die Platzierung der Hand so angenehm ist. Wenn möglich, schließt der zu führende Partner B die Augen und lässt sich dadurch führen, indem Partner A sich in Bewegung setzt. Können die Augen aus irgendeinem Grund nicht geschlossen werden, ist die Übung auch in der ersten Phase mit leicht geöffneten Augen möglich. Das alles geschieht mit großer *Aufmerksamkeit* des Führenden (A) und großer *Achtsamkeit* des geführten Partners (B). Nach einer Weile wird dieser Übungsteil beendet, indem wir ins Stehen kommen.

Für die **2. Phase** der Übung stellt sich der Führende (A) vor den geführten Partner (B) mit auf Brusthöhe erhobenen Armen und mit nach oben geöffneten Händen, sodass die Hände des zu führenden Partners (B) von oben hineingelegt werden können.

Beide Partner bleiben besonders in der Schulterpartie locker entspannt, die Gelenke sind geöffnet, also keine durchgestreckten Arme, weder von Partner A noch von Partner B. Der führende Partner A geht in dieser Phase nur rückwärts, dabei sehr aufmerksam, denn die anderen Paare sind auch unterwegs. Partner B schließt, wenn möglich, die Augen und lässt sich führen und geht in Achtsamkeit.

Die Übung nach einer Weile beenden, die Hände voneinander langsam lösen, und beide Partner nehmen ihre Arme zurück an den Körper und bleiben in der gewohnten Haltung voreinander stehen.

Hinweis:
Achtsamkeit ist dann möglich, wenn entsprechendes Vertrauen aufgebaut wurde bzw. vorhanden ist.

Für die **3. Phase** verständigt sich jedes Paar im Raum auf einen gemeinsamen Laut, ein Wort oder ein Geräusch. Wichtig ist, dass beide Partner mit der Wahl des Lautes einverstanden sind und es auch ausführen können. Es darf nicht zu leise sein, weil es gleichzeitig zusammen mit den anderen führenden Teilnehmern der Gruppe ausgeführt werden soll und somit gut hörbar sein sollte. Es entsteht nämlich während dieser Übungsphase eine gewisse Geräuschkulisse. Besteht eine Einigung über diesen Ton, dieses Wort usw., schließt Partner B die Augen.

*Anmerkung:*
*Mit geöffneten Augen macht diese Übung keinen Sinn bzw. bringt nicht die entsprechende Erfahrung, nämlich die, dass eine Führung mit Geräuschen mehr Sicherheit bietet, als man denkt oder glauben kann.*

Partner A macht nun während des Rückwärtsgehens regelmäßig dieses entsprechende Geräusch, auf das sie sich geeinigt hatten, und lockt damit den Partner B, sodass dieser ihm folgen mag und kann. Nach einer Weile beendet der Übungsleiter diesen Teil der Übung, die geführten Teilnehmer öffnen nun wieder die Augen.

*Anmerkung:*
*Es ist immer wieder erstaunlich, wie gut einem Geräusch gefolgt werden kann. Das mag damit zusammenhängen, dass unser Ohr als eines der ersten Sinnesorgane im Mutterleib in Funktion getreten ist und unser Hören damit als Sinneserfahrung großes Vertrauen genießt. Hier kann auf psychologischer Ebene mit dieser Sinneserfahrung eine Verbindung in die Tiefe unseres Seins erfolgen, welche wiederum als Stabilitätserfahrung erlebt werden kann.*

Es folgt jetzt ein **Rollentausch** für die bisherigen 3 Übungsphasen, also der zuvor Geführte wird die Position A einnehmen und der vorher Führende nimmt umgekehrt die Position B ein.
Alle drei Phasen werden nun wiederholt, danach haben alle Teilnehmer ähnliche Erfahrungen gemacht, jeder für sich und auf seine Weise. An dieser Stelle kann auch ein Erfahrungsaustausch angeboten werden.

Die **4. Phase** dieser Übung erfolgt zum Abschluss dieser Übungseinheit. Die Teilnehmer werden gebeten, sich voneinander zu verabschieden, vielleicht auch mit einem Dank an den Partner, und werden aufgefordert, sich unabhängig voneinander durch den Raum zu bewegen.
Es wird eine Weile „durcheinandergegangen" und danach gibt es die Ansage: „Stopp!", also Stehenbleiben, mit der Bitte, die Augen zu schließen und einen Moment innezuhalten.

*Alle Teilnehmer* bekommen jetzt die Aufforderung, mit weiterhin geschlossenen Augen den zuvor in der Partnerübung gemachten Laut in regelmäßigen Abständen hervorzubringen, mit diesem Laut langsam durch den Raum zu gehen und gleichzeitig zu horchen, aus welcher Richtung der Laut des bisherigen Übungspartners kommt. Beide Partner suchen und finden sich also über den gemeinsamen Laut.

*Anmerkung:*
*Es kann sein, dass der Partner zufälligerweise in der Nähe steht und man sich relativ schnell findet. Aber auch immer wieder gibt es ein Erstaunen darüber, wie gut und sicher die Orientierung über die Geräusche gelingt, und das inmitten einer Geräuschkulisse, auch wenn man zu Beginn im Raum weit voneinander entfernt gestanden hatte.*

Am Schluss der Übung sollte ein verbaler Austausch erfolgen oder am Ende der Stunde in der Schlussrunde.

# FREIES BEWEGEN ZUM THEMA WASSER

## Gruppen-Übung

Für eine Abschlussübung in Bewegung eignet sich zum Thema Wasser bzw. Winter ein freies Bewegen in der Gruppe, welches gut unterstützt werden kann mit leichter und fließender Musik.
Hierbei sollte der Fantasie Raum gegeben werden. Wir stellen uns zum Beispiel vor, uns im oder auch unter Wasser zu befinden wie in einem großen Aquarium oder einem See. Die Art der Vorstellung sollte ganz freigelassen werden, denn wir wissen nicht, welche Vorerfahrung den Teilnehmern zugrunde liegt. Vielen ist die Vorstellung, mit dem Kopf ganz unter Wasser zu sein, nicht angenehm. Also stellen wir es frei, den Kopf auch „über Wasser halten" zu können. Diese Bewegungsart im oder unter Wasser bringt uns in die Erfahrungswelt des **TaiJi**. Denn, wenn wir genau hinspüren, können wir den Widerstand des Wassers wahrnehmen, nämlich, wie schon zuvor an anderer Stelle gesagt, mit unserer Vorstellungskraft. Diese Art von Wahrnehmung eines Widerstandes oder auch einer Kraft, wie Wasser es uns bietet, heißt, unsere Empfindungen in der Vorstellung bis in die *Knochen*, in die Tiefe dringen zu lassen.
Gewöhnlich machen wir einige Minuten diese Übungserfahrung und „tauchen" dann wieder auf und ein in unsere gewöhnliche Welt.

*Anmerkung:*
*Wir bekommen durch diese Übung die Möglichkeit, das Eins-Sein in der Bewegung bis in unsere Tiefe zu erleben und zu erfahren. Dadurch erleben wir eine tiefe Verbundenheit unserer Innenwelt mit unserer wahrgenommenen Umwelt im gegenwärtigen Augenblick.*

Möchte man auf die Vorstellungsarbeit verzichten, könnte auch einfach nur ein freies Bewegen nach entsprechender Musik angeleitet werden. Das bietet die Möglichkeit, ganz konzentriert bei sich zu bleiben, um frei in den Bewegungsfluss zu kommen oder den Menschen zuzuwenden, die sich mit im Raum bewegen, um gemeinsam in einen Bewegungsfluss zu kommen, so wie es sich ergibt und findet. Auch ein Sowohl-als-auch ist jederzeit möglich. Dabei kann der Hinweis gegeben werden, dass es anzustreben ist, selbst in der Begegnung mit dem Außen „bei sich zu bleiben", sich weiterhin zu spüren und wahrzunehmen in aller Präsenz!

Die Betonung liegt auf: Freie Bewegung und Freiheit der Möglichkeiten.

# SCHWINGEN IM KREIS

## Gruppen-Übung

Nach dieser Bewegungseinheit finden wir uns im Kreis stehend zusammen, die Musik kann weiter zu hören sein. Wir öffnen unsere linke Hand, sodass die Handfläche nach oben zeigt und halten sie unserem Nachbarn zur Linken hin. Danach legt jeder die rechte Hand in die geöffnete Hand seines rechten Nachbarn. Jetzt beginnen wir, leicht schwingend (die Füße stehen schulterbreit) unser Gewicht nach links und nach rechts zu verlagern, ohne die Füße vom Boden abzuheben, das heißt, wir bleiben mit den Füßen fest im Kontakt mit dem Boden, während wir miteinander im Kreise schwingen. Wer mag, kann die Augen leicht zumachen, um somit die Schwingungen durch den Körper in Verbindung mit den anderen intensiver ins Erleben zu bringen. Nach einer Weile beenden wir das Schwingen, kommen zur Ruhe, öffnen die Augen, lösen die Hände voneinander, öffnen die Gelenke, spüren in ruhiger Atmung noch einmal unsere Verbindung von den Füßen bis zum Scheitel, also unseren Stand zwischen „Himmel und Erde“, lösen uns langsam aus dieser Haltung und gehen durch den Raum.

# QIGONG-ÜBUNGEN IN DIESEM BUCH

Die nachfolgend beschriebenen QiGong-Übungen stammen aus den **18 Bewegungen Teil I**. In den Kurzbeschreibungen der ausgewählten Übungen wird von einer Kenntnis der Übungen im Praktischen ausgegangen. Ich gebe daher jeweils meine Gedanken und Hinweise zu den entsprechenden Übungen. Dies gilt auch für die in den noch folgenden Übungsbeschreibungen der 18 Bewegungen in anderen Kapiteln. Die Übungen sind mehr oder weniger ausführlich beschrieben worden. Das Buch 18 Bewegungen von *Lena Du Hong* sei an dieser Stelle noch einmal wärmstens empfohlen für detailliertere Anleitung.

*Hinweis:*
*Zu den hier ausgewählten QiGong-Übungen sind jeweils **QR-Codes** abgedruckt, die zu einer Video-Sequenz zu der entsprechenden Übung von mir führen.*

# QIGONG-ÜBUNGEN ZUM THEMA WINTER

Wenn auch in den folgenden Kapiteln Unterrichtsstunden beschrieben werden, in denen besondere, den Jahreszeiten zugeordnete QiGong-Übungen für den letzten Teil einer Stunde beschrieben werden, lassen sich alle Übungen aus den 18 Bewegungen ohne besondere Auswahl in die Winter-Qualität bringen, indem die Übungen angepasst, das heißt soweit individuell möglich, *tief* ausgeführt werden. Diese Tiefe kann sowohl nach innen bis in die Knochen als auch über die Füße bis in die Erde geleitet werden.

Exemplarisch hier zwei Übungen, die sich für eine Übungsstunde, wie zuvor beschrieben, gut eignen.

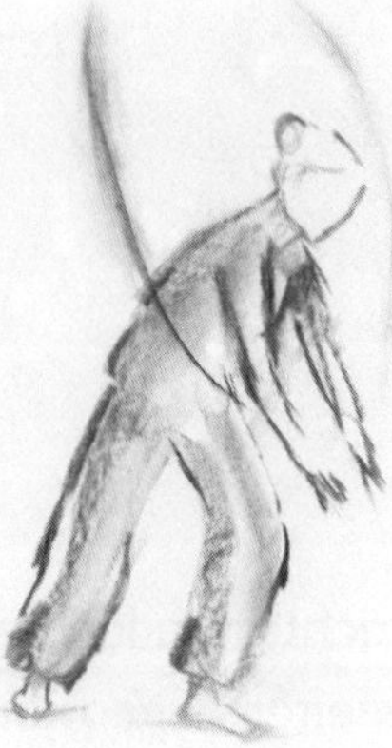

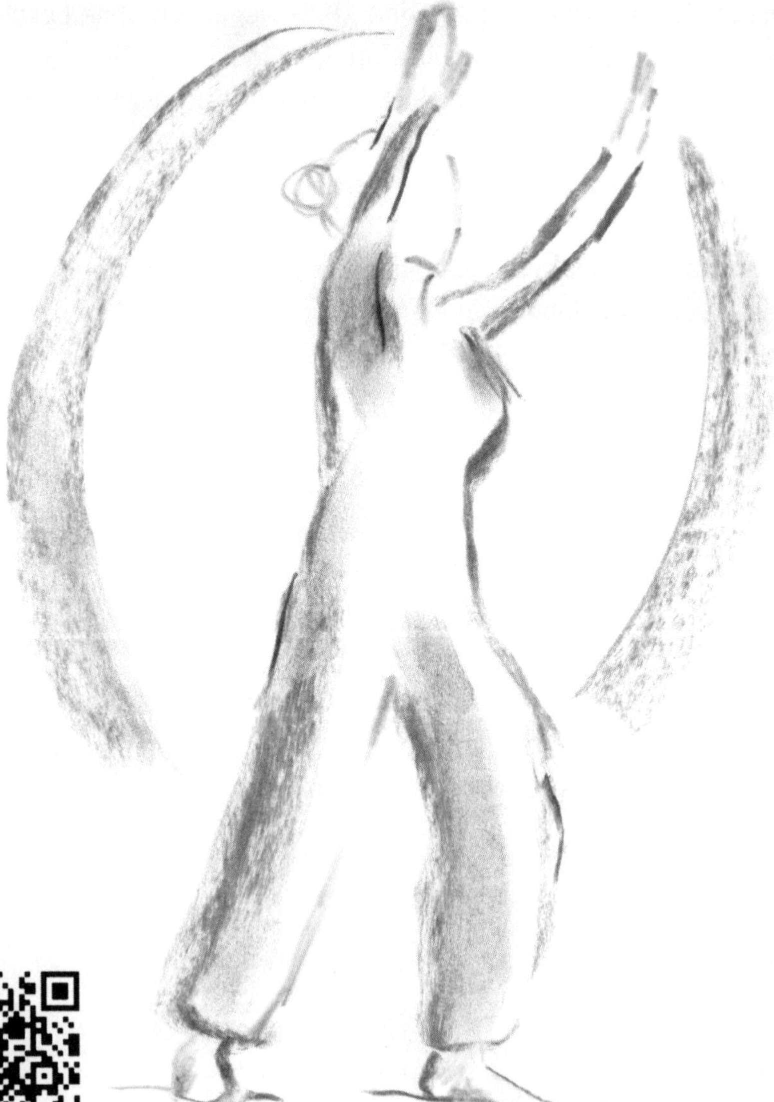

11. Bewegung

# SICH ZUM MEER NEIGEN UND DEN HIMMEL SCHAUEN

Die Übung beginnt aus der Grundhaltung mit einem Bogenschritt nach links. Der Oberkörper ist aufgerichtet und die Füße stehen fest am Boden, die Spannung der beiden Beine ist nach unten in die Tiefe bewusst verteilt, wobei das vordere linke Bein mehr Gewicht hat als das hintere rechte Bein. Die entspannten Arme werden von den Schulterblättern aus seitlich bis auf Schulterhöhe angehoben und mit sinnlicher Wahrnehmung bis in die Fingerspitzen hinein gedehnt. Von der Halswirbelsäule aus wird nun der Oberkörper bzw. die Wirbelsäule, Wirbel für Wirbel nach vorne unten gebeugt (so, als würde man sich über einen großen Ball beugen) und dabei die Muskulatur des Gesäßes und des Beckenbodens entspannen. Während des Beugens werden die Arme seitlich nach unten bis vor das linke Knie gebracht, wo die Handgelenke sich kreuzen und der Punkt Pc 6 (NeiGuan, Innerer Pass) vom inneren Unterarm sich auf den Punkt 3E 5 (WaiGuan, äußerer Pass) auf den äußeren Unterarm legt. Der Kopf wird nun mit leicht herangezogenem Kinn entspannt, sodass die Nackenwirbel sich fein ausdehnen können.

Für die Aufwärtsbewegung wird die Aufmerksamkeit auf das Steißbein gelenkt und mit leicht herangezogenem Beckenboden wird die Wirbelsäule wieder Wirbel für Wirbel aufgerichtet. Die gekreuzten Arme werden dabei in die Länge entspannt angehoben, bis über den Kopf und bis in die Fingerspitzen mit sinnlicher Wahrnehmung. Von hier aus werden die Arme nach außen gedreht und von den Seiten des Kopfes langsam ausgebreitet nach unten bis auf Schulterhöhe gesenkt. Von hier aus die Bewegung mehrmals wiederholen.

*Hinweis: Während der gesamten Bewegung wird das Gewicht auf beiden Beinen stabil gehalten; bei der Aufwärtsbewegung einatmen und bei der Abwärtsbewegung ausatmen.*

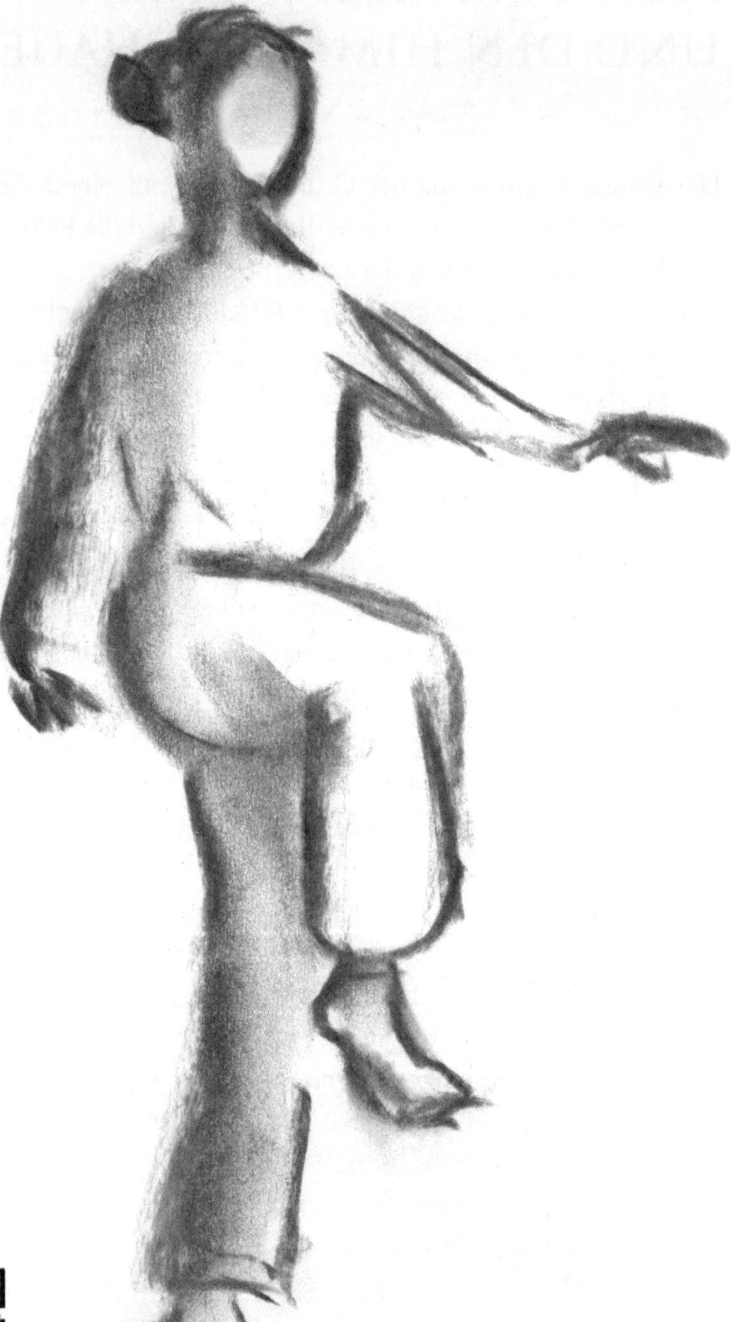

17. Bewegung:

# EINEN BALL PRELLEN

Diese Bewegung ist im Rahmen des Winters sehr geeignet, im Körper Stabilität und Kraft zu fördern und zu etablieren.

Dieses geschieht zu Beginn durch die feste Verwurzelung des rechten Fußes am Boden, d. h. das Gewicht wird in das rechte Bein verlagert, dann mit einer Anspannung vom Knöchel, Knie und Hüftgelenk in eine stabile Aufrichtung des Körpers kommen, das linke Bein wird währenddessen entspannt angehoben, bis der Oberschenkel sich in der Waagerechten befindet. Gegenläufig wird der rechte Arm bis auf Schulterhöhe angehoben mit leichter Dehnung und Drehung, wobei der Zeigefinger bis auf Höhe des Meridian-Punktes Ren 22 (TianTu, himmlischer Vorsprung) gehoben wird. Der linke Arm wird zeitgleich leicht nach innen gedreht, mit einer runden Armhaltung etwas angehoben, bis die Hand sich mit den Fingerspitzen nach vorne zeigend auf der Seite der linken Hüfte befindet. Das Gefühl, dass die obere Hand einen Ball „prellt", kann mit einem Gefühl verbunden werden, dass die untere Hand sich wie auf einem Energiekissen (volles Gefühl) abstützt. Die Arme/Hände wieder zur Ausgangsposition zurücknehmen, den Fuß zurück an den Boden stellen und mit vertauschten Seiten die Bewegung abwechselnd ausführen.

Bei diesen Bewegungen werden das Gleichgewicht und die Koordination und damit besonders diese physiologischen Funktionen des Gehirns gefördert. Gleichzeitig bringt die Wahrnehmung der unterschiedlichen Qualitäten von Anspannung und Entspannung eine Pflege des Gehirns mit sich.

# ABSCHLUSSRUNDE IM SITZEN

## Tee-Zeremonie

Seit Anfang der Stunde warten die verschiedenen warmgehaltenen **Tees** mit den Teeschalen auf einem Tablett im Raum. Die Gruppenleitung nimmt das Tablett mit in die Sitzrunde und stellt es vor sich hin. Wir nehmen Platz auf unseren Kissen oder Stühlen, schließen leicht die Augen und kommen mit ein paar Atemzügen an, indem wir unsere Aufmerksamkeit besonders auf den Aus-Atem lenken und dabei unsere Sitzhöcker, Punkt Blase 36 (ChengFu, Gesamtstelle für das Tragen und Stützen) wahrnehmen.

Die Gruppenleitung fragt jetzt die Person zur Rechten, welcher Tee gewünscht wird, zum Beispiel Jasmintee, Yogi-Gewürz-Tee oder Fencheltee. Über die Person zur Linken wird die mit dem entsprechenden Tee gefüllte Schale durch die ganze Gruppe hindurch gereicht, bis sie bei der Person rechts von dem Gruppenleiter sitzend, sicherlich mit guten Wünschen angereichert, ankommt. In dieser Weise wird fortgefahren, bis alle Teilnehmer vor einer gefüllten Teeschale sitzen. Dann wird der erste Schluck gemeinsam getrunken.

Jetzt besteht die Möglichkeit, über das in der Stunde Erlebte und Erfahrene zu berichten, mit dem Hinweis, dass das Erlebte auch mit (nach Hause) genommen werden kann, ohne dass jeder etwas sagen müsste. Manches Mal macht dieses mehr Sinn, denn schnell kann etwas zerredet werden, was noch auf innere Bearbeitung wartet. Diese gewünschte Nacharbeit kann dann besonders gut ohne das manchmal auch störende Berichten stattfinden. Oftmals ist es günstig, dem in Ruhe Raum zu geben und das kann durchaus wirkungsvoll und kraftgebend sein.

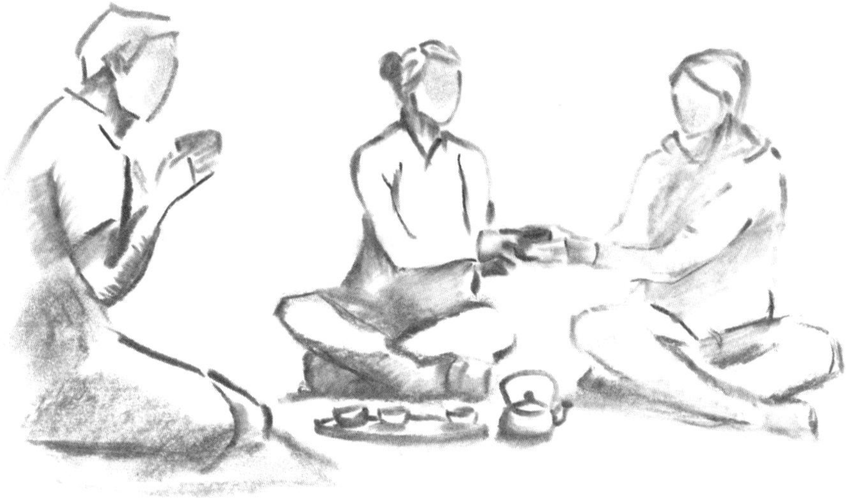

Ein Austausch über das in der Stunde Erfahrene bietet jedoch ebenso die Möglichkeit, nicht „auf etwas sitzen zu bleiben". Im Gegenteil: Oftmals werden die Erlebnisbeschreibungen der einzelnen Teilnehmer als Bereicherung empfunden, oftmals auch als Bestätigung dessen, was selbst erlebt wurde. Es bietet ein Verständnis für alle möglichen Richtungen und auf allen möglichen Ebenen. Häufig tritt ein Entlastungsgefühl ein, welches mit den Worten einhergeht: „Ach, dir geht es auch so wie mir, jetzt fühle ich mich weniger alleine mit diesem meinem Erlebnis!" Auch kann ein Bewusst-Sein für eine individuelle Wahrnehmung geschaffen werden, zumal wir alle eigenständige und einmalige Wesen sind. Auch wenn wir darum wissen, ist es ein gutes Gefühl, sich vom „Gegenüber" verstanden zu fühlen. Gemeinsames Erleben, in unserem Falle eben besonders erzeugt durch gemeinsames Bewegen, ermöglicht uns auch eine gewisse „Felderfahrung", manchmal wird es auch Erfahrung eines Energiefeldes genannt, ein Phänomen, das uns bekannt ist aus der Gruppenarbeit und dem Gruppenerleben im TaiJi oder QiGong.
Wie auch immer wir es nennen, es bringt uns in eine Verhältnis- und Verbindlichkeitsstruktur.

Fragen und Erklärungen jeglicher Art zur Unterrichtsstunde gehören auch an diese Stelle der Stunde.

Ein gutes Verständnis für die Hintergründe und diese nicht immer leicht zu erkennenden Zusammenhänge dieser Arbeit bieten den besten Boden für die nächste Unterrichtsstunde.

## Zum Abschluss speziell dieser Stunde,

in der wir uns mit dem Thema Winter beschäftigt haben und in der es unter anderem um Konzentration ging und geht, erinnern wir uns jetzt an das **Symbol** (oder den Begriff), welches am Anfang der Stunde jedem durch den Kopf ging bzw. eingefallen war. Diese Er-*innerung* daran erschaffen wir uns mit leicht geschlossen Augen.

Nun geht es darum, dieses in ein Wort gekleidete Symbol in einem Satz unterzubringen und diesen dann in erzählender Weise vorzutragen, wohlgemerkt in einem Satz. Der Teilnehmer, der sich angeregt fühlt, dem ersten vorgetragenen Satz einen weiteren hinzuzufügen, erzählt mit seinem Wort (Symbol) die Geschichte weiter, wiederum mit einem Satz. Es muss also nicht im Kreis der Reihe nach gehen.

So erhalten wir ganz zum Schluss eine kleine Geschichte, zu der diejenigen beigetragen haben, denen es leicht fiel, sich in dieser Form zu äußern und einzubringen. All denen, die zu dieser Art und Weise keinen Zugang finden oder denen nichts eingefallen war (so etwas kommt vor) nehmen es mit als ihr Geheimnis...

Mit leicht geschlossenen Augen kann jetzt jeder für sich mit dem Ausatmen noch einmal alles da lassen, was nicht mitgenommen sein will, und beendet so für sich diese Stunde, vielleicht mit einem Gefühl von Dankbarkeit. Dann öffnen wir die Augen...

Raum für Notizen

# AUS EIGENEM ERLEBEN ZUM KAPITEL WINTER

# WENN DIE WURZELN FEST SIND, BRAUCHT MAN DEN WIND NICHT ZU FÜRCHTEN

WEISHEIT AUS CHINA

# FRÜHLING IM JAHRESZEITENZYKLUS



| | |
|---|---|
| **Element:** | Holz |
| **Organ:** | Leber/Gallenblase |
| **Sinnesorgan:** | Augen |
| **Geschmack:** | Sauer |
| **Geräusch:** | Schreien |
| **Farbe:** | Grün |
| **Tageszeit:** | Morgen |
| **Körperzuordnung:** | Sehnen und Bänder |
| **Emotion:** | Zorn/Wut, Fantasie, gelernte und anerzogene Gefühle |
| **Thema:** | Beginn oder Anfang einer Sache oder eines Prozesses |
| **Lebensphase:** | Geburt und Kindheit |
| **Erfahrungsmöglichkeit:** | Impulse, Beweglichkeit, Flexibilität, Kreativität, Durchsetzungsvermögen, Courage, Entscheidungskraft, Spannung/Entspannung |
| **Tier:** | Hirsch |

# DER FRÜHLING

Wenn auf Gefilden neues Entzücken keimt
Und sich die Ansicht wieder verschönt und sich
An Bergen, wo die Bäume grünen,
Hellere Lüfte, Gewölke zeigen,

Oh! welche Freude haben die Menschen! Froh
Gehn an Gestaden Einsame, Ruh' und Lust,
Und Wonne der Gesundheit blühet,
Freundliches Lachen ist auch nicht ferne.

Friedrich Hölderlin

# DAS ELEMENT HOLZ UND DER FRÜHLING



Das Element *Holz* und der *Frühling* geben schon die ersten Hinweise auf den Inhalt der folgenden Beschreibungen, nämlich die *Verbindungen* zur Natur. Im Element Holz steckt die größte *Kreativität*. Lebenshungrig wie der „junge Morgen" oder eben der Frühling drängt das Holz zum Wachsen und möchte ans Licht. Bereits ab Mitternacht beginnt sich die zarte Yangkraft in der Natur und in uns Menschen – denn wir sind auch Natur – zu entfalten. Daher sind QiGong-Übungen in der Phase des Sonnenaufgangs so wert- und sinnvoll, um die Lebenskraft im Körper zur Entfaltung zu bringen und der Entwicklung der Selbstheilungskräfte eine gute Unterstützung und Basis im Anfang zu geben. Jeder *Neuanfang* ist mit dem Element Holz verbunden.

Kommen wir zu dem Element Wasser zurück, der „Mutter" des Holzes, in dem alles Leben beginnt und begann, dann erkennen wir noch einmal mehr die Bedeutung einer tiefen Verwurzelung. Die Qualität einer Wurzel bestimmt die Güte der Versorgung mit Wasser in jedem Baum und in jeder Pflanze. Die Bedingung ist natürlich das Vorhandensein von Wasser in der Tiefe der Erde bzw. in einem gut gelockerten und gepflegten Boden. Analog dazu der Hinweis auf den menschlichen Körper und Organismus, denn auch diesen lockern wir durch Bewegung und Massagen immer wieder auf. Aus der chinesischen Heilmassage *TuiNaAnMo* kennen wir aus dem Winter-Kapitel die Technik des Klopfens mit dem Meridianball oder der lockeren, geübten Faust. Und wie schon zuvor gesagt, erreichen wir bei deren Anwendung die Knochen bis in die Tiefe, bis ins „Mark", wo die roten Blutkörperchen gebildet werden, in denen das Hämoglobin enthalten ist, was den Sauerstoff im Blut transportiert. Die roten Blutkörperchen erhalten durch die sanfte Belebung während des Klopfens

sicherlich eine gute Qualität, d. h. sie sind dann in einem Zustand, in dem sie verbessert Sauerstoff aufnehmen können.
Im Weiteren werden wir die Eigenschaften des Frühlings beleuchten. Das Leuchten ist ein gutes Stichwort, denn wir haben es mit den Kräften des Lichts zu tun. Aus der Dunkelheit der Nacht wird das Licht geboren. Das macht sich in der Natur wie in unserem Körper bemerkbar durch ein angeregtes und schnelleres Wachstum. In Pflanzen und Bäume „schießen die Säfte ein" und auch bei uns Menschen finden wir ähnliche Phänomene: Die Hormone werden angeregt, die Zellteilung geht schneller vonstatten und besonders bei Kindern und Jugendlichen ist ein verstärktes Wachstum zu beobachten. Können wir dieser aufstrebenden Energie nicht folgen, macht sich eine sogenannte „Frühjahrsmüdigkeit" bemerkbar. Das Leben an sich allerdings wird quirliger und lebendiger, das tägliche Leben wird vermehrt nach draußen verlagert und die Stimmung wird heiterer.

Auf der körperlichen Ebene heißt das, dass wir uns in dieser Zeit sehr gut beweglichen Übungen zuwenden können, die unsere *Flexibilität* und *Elastizität* fördern. Unsere *Sehnen*, *Bänder* und *Faszien* ermöglichen dies in besonderem Maße, und es ist gut, wenn wir den Körper darin durch QiGong-Übungen unterstützen und pflegen.

Auf der bildhaften Ebene können wir Flexibilität und Elastizität veranschaulichen, wenn wir uns die Biegsamkeit von jungem Holz oder die der Jugend an sich vorstellen. Hier ist die Versorgung mit genügend Feuchtigkeit gewährleistet und wird besonders deutlich, wenn wir uns dem gegenüberliegenden Element (Metall) mit der Jahreszeit (Herbst) im Vergleich zuwenden, wo es um Trockenheit und Brüchigkeit geht, ein Thema des Alterns.

Im Kreislauf der Elemente gibt es nicht nur das Mutter-Kind-Prinzip, also das Prinzip der Förderung, sondern auch das Prinzip der Einschränkung. Das Holz-Element wird durch das Element Metall eingeschränkt – denken wir hierbei an ein Beil oder an eine Säge, die das Holz bearbeiten können.

Auf der psychologischen und auf der emotionalen Ebene haben wir es ebenfalls mit den Eigenschaften der *Kindheit* und *Jugend* zu tun. Denken wir zuerst an einen gerade geborenen Säugling, ein in die „sichtbare" Welt gekommenes Baby, welches (noch) im reinsten Sein nur etwas „will", nämlich an der Mutterbrust trinken! Hier sieht man, wie aus dem Wasserelement (dem Fruchtwasser) der Wille (Winter) in der geballten Faust des Säuglings in Erscheinung tritt, und niemand würde es mit Wut oder Zorn in herkömmlicher Weise in Verbindung bringen, obwohl diese Eigenschaften dem *Leber- und Gallenblasenzyklus* zugeordnet werden. Auch an diesem Beispiel können wir die Relativität in unserer Anschauungswelt betrachten, denn später kann Zorn durchaus ein guter Antrieb sein, der uns dann manches Mal wach werden lässt, uns zur Handlung bringt oder *treibt*, die dann allerdings auch unserer Verantwortung (Sommer) bedarf. Und günstig ist natürlich immer wieder ein Handeln, dem eine bewusste *Entscheidung* mit vernünftiger Denkweise vorausgegangen ist. Da haben wir jedoch schon das übernächste Element (die Erde) vorweggenommen, denn ihr wird eine „vernünftige Denkweise", wie die Chinesen es traditionell ausdrücken, zugeordnet.

Befinden wir uns beim Holzelement, so ist *Fantasie* gefragt. Sie stellt den positiven Aspekt dar, wenn man eine Aufteilung in positiv und negativ vornehmen möchte. Zorn und Wut fallen dann oft auf die negative Seite, aber alles darf und kann bekanntlich von zwei oder mehr Seiten betrachtet werden. Fantasie sollte keine kindliche Eigenschaft bleiben, sondern im Gegenteil, gerade in der Erwachsenenwelt gilt es, sie *lebendig* zu halten. Sie darf auf keinen Fall fehlen, wenn wir unsere Gesellschaft und unser Miteinander lebensfroh gestalten wollen, denn ohne Fantasie ist die Gesellschaft in den meisten Fällen kaum vorbildhaft.

In der Körperarbeit werden wir lernen, darauf zu achten, unter welchen „Umständen" oder unter welchen „Bedingungen" wir diese Art von Energie – also bevor wir etwas als Zorn oder Wut empfinden oder bezeichnen – spüren oder auch erzeugen. Wut könnte als ein durch Denken weiter entfachter Zorn bezeichnet werden, um es einmal freundlich auszudrücken; denn oftmals geraten wir über etwas in „Rage“ (Courage), je mehr wir daran oder darüber (nach)denken. Davor allerdings tritt etwas in uns auf, was wir Impuls nennen würden oder als *Impuls* kennen(-lernen) und wahrnehmen können.

Wir gehen davon aus, einen bewussten, aufgelockerten und empfangsbereiten Körper zu haben oder im besten Fall zu sein. Hier setzten wir an mit unseren Übungen für ein Bewusstwerden dieser Holz- und Frühlingsenergien.

# SITZEN IM KREIS

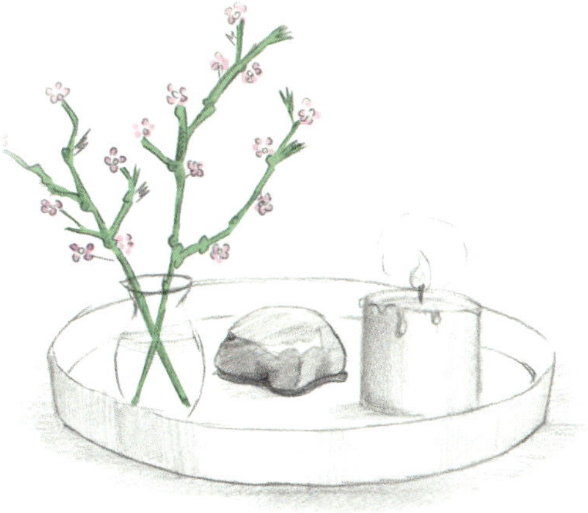

Wir sitzen, wie schon im Winter-Kapitel beschrieben, zu *Beginn* (wie in einer jeden Stunde) im Kreis auf dem Boden, schließen die *Augen*, spüren in den Körper hinein und nehmen unseren Atem wahr, wie er kommt und wie er geht. Mit dem Ausatmen nehmen wir ebenso unsere Sitzhöcker wahr und verbinden uns darüber mit dem Boden und so mit der Erde. Nach diesem Ankommen öffnen wir die Augen.

Es folgt ein verbaler Überblick über die folgende Unterrichtsstunde und die entsprechenden Informationen zu dem Thema des Frühlings und des Holzelementes mit dem Inhalt, den es gerade für die entsprechende Gruppe braucht. Ist die Gruppe in diesem Thema schon gut vertraut, können Informationen verfeinert und vertieft werden. Auch bringt jeder Lehrer ein anderes, ihm spezifisches Wissen darüber mit.

# MASSAGE FÜR DIE AUGEN

## Übung

Eine besondere Beachtung erfahren zum Thema Frühling die *Augen*, weil sie auf der Organebene zum Leber- und Gallenblasenkreislauf gehören. Wir können bei jeder Übung immer wieder auf die Augen, wie und wohin sie schauen, welche Bedeutung zum Beispiel der Blick oder auch der Augenblick hat usw., hinweisen oder darauf aufmerksam machen.

Am Anfang reiben wir die Hände und legen sie mit den LaoGong-Punkten des Herz/Kreislauf-Meridians Pc8 (LaoGong, Palast der Arbeit) auf unsere Augen, es bleibt ein kleiner Hohlraum zwischen Auge und Hand. Wir nehmen die dabei entstehende Dunkelheit und Wärme im Augenbereich sinnlich wahr.

Wir beginnen mit einer leichten Massage um die Augen. Dazu heben wir die Hände vor die Brust, reiben die Handinnenflächen noch einmal aneinander und schütteln die Hände danach leicht aus den Handgelenken heraus aus. Jetzt schauen wir in die Handinnenflächen, lenken dabei unsere Aufmerksamkeit auf die Fingerkuppen der Mittelfinger und legen diese beidseits auf den Punkt Blase1 (JingMing, Helligkeit der Augen), also auf beide Seiten der Nasenwurzel. Hier verweilen wir etwas mit punktuell leicht kreisenden Bewegungen. Von hier aus die Massage so weiterführen zum Punkt Blase2 (ZanZhu, versammelter Bambus), der etwas höher liegt, und dann auf den Augenbrauen entlang um die Augen herum massieren bis zu den äußeren Augenwinkeln zum Punkt Gallenblase 1 (TongZiLiao, äußere konkave Stelle der Augenhöhle). Danach sanft am Knochen unterhalb der Augen entlang wieder in Richtung Nase zum Ausgangspunkt Blase1. Dieses mehrmals wiederholen.

Danach die Augenbrauen zwischen Daumen und Zeigefinger nehmen und von innen nach außen mehrmals leicht knetend massieren.

Zum Abschluss die Handinnenflächen noch einmal aneinander reiben, sodass Wärme entsteht, und danach die Hände mit den Handinnenflächen wieder auf die geschlossenen Augen legen. Die Wärme, die Energie und die Dunkelheit um die Augen herum genießen. Dann die Hände langsam lösen und zurück in den Schoß legen. Die Augen bleiben zum Nachspüren noch eine kleine Weile geschlossen und werden anschließend wieder geöffnet.

# DEHNUNGSÜBUNG

## Übung

Da wir uns mit den Themen Flexibilität und Elastizität befassen, bietet sich eine *Dehnungsübung* an. Wir setzen uns aufrecht mit gekreuzten Beinen (linkes Bein vorn) und entspannter Bauchmuskulatur. Teilnehmer, die auf einem Stuhl sitzen, machen die Übung, so gut es geht, in ihrem möglichen Rahmen mit.

Mit dem Einatmen heben wir die Arme langsam diagonal nach oben auf Kopfhöhe und lassen sie mit dem Ausatmen kreisförmig ausgedehnt nach vorne, um sie zu kreuzen an den Punkten Pericard/Herzbeutel Pc 6 (NeiGuan, innerer Pass), Innenseite Unterarm und dreifacher Erwärmer 3E 5 (WaiGuan, äußerer Pass), Außenseite Unterarm. Wir achten darauf, dass die Arme weit und locker vor dem Brustkorb gehalten werden.

Mit dem Einatmen öffnen wir die Arme wieder, sodass die Schulterblätter hinten fast zusammenkommen, nehmen damit das linke Bein im 45° Winkel diagonal zur Seite und beugen den Oberkörper in diese Richtung, sodass im besten Falle die linke Hand den linken Fuß oder den linken Unterschenkel erreicht und der rechte Arm sich über dem Kopf mit dem Brustkorb zur linken Seite beugt. Dadurch wird der Bereich des vornehmlich rechten Brustkorbs von den Rippen her sanft gedehnt.

Hier kann zwischengeatmet werden. Dann mit dem Einatmen wieder zur Mitte zurückkommen, die Arme werden dabei geöffnet. Mit dem Ausatmen den Oberkörper jetzt etwas nach vorne beugen und dabei die Arme in weitem Bogen nach vorne führen, wieder kreuzen und mit dem Einatmen zurückkommen und sich aufrichten. Die Arme zur Seite öffnen, das rechte Bein jetzt im 45° Winkel diagonal seitlich legen und die gleiche Bewegung mit dem Ausatmen zur rechten Seite ausführen, diesmal mit Dehnung des linken Brustkorbs.

Anschließend wieder aufrichten, mit geöffneten Armen einatmend zur Mitte zurückkommen, die Arme wieder kreuzen und dann wieder öffnen und mit dem Ausatmen den Oberkörper sanft nach vorne zur Mitte beugen, sodass der linke Arm zum linken Bein und rechter Arm zum rechten Bein gelegt werden. Hier wieder zwischenatmen und die Dehnung genießen. Danach mit dem Einatmen zurück in die Ausgangsposition kommen, die Beine dabei wieder zurücknehmen und anwinkeln bzw. kreuzen (diesmal mit dem rechten Bein vorne für die Wiederholung nach rechts) und zur Ruhe kommen.

*Anmerkung:*
*Diese Übung sollte zwei oder dreimal wiederholt werden, weil dann beobachtet werden kann, wie sich mit jeder Ausführung die Dehnbarkeit, die Elastizität und die Flexibilität fühlbar steigern. Durch dieses Erfolgserlebnis wird die Übung von Teilnehmern in folgenden Stunden gerne wiederholt.*

# SPIRALFÖRMIGES AUFSTEHEN

## Übung

Da die Übungen in der Körperarbeit grundsätzlich eine gute Vorbereitung für das QiGong sind, bei dem wir es immer wieder mit spiralförmigen Bewegungen zu tun haben, können wir weiter mit dem Bild von jungem, biegsamem Holz arbeiten. Stellen wir uns z. B. einen jungen, frischen Ast vor, den wir brechen wollen und dann bemerken, dass das schwer möglich ist. Wir können uns das Bild von faserigem Holz vor Augen führen und sehen, wie es spiralförmig angeordnet scheint. Mit diesem Bild vor Augen können wir gut die nächste Übung machen, die das Aufstehen (das Aufrichten) zum Ziel hat.

Wir sitzen also noch mit gekreuzten Beinen am Boden. Je nachdem, welches Bein nach vorne/außen zeigt, nehmen wir die entgegengesetzte Hand, soweit es geht, nach hinten auf den Boden. Z. B. zeigt das rechte Bein nach vorne, also nach außen, dann stützt sich die linke Hand hinten auf dem Boden ab, heben uns so langsam mit dem Gesäß zuerst spiralförmig nach links vom Boden ab, nehmen dann die rechte Hand zum Abstützen dazu, heben das Gesäß hoch und richten uns Wirbel für Wirbel mit der Wirbelsäule auf, zuletzt die Halswirbelsäule, bis wir völlig aufgerichtet stehen. Der Blick zeigt nun in die entgegengesetzte Richtung wie beim Sitzen.

Wir orientieren uns in dieser „neuen“ Haltung, spüren die Füße am Boden und prüfen unseren Stand.

Nach dieser Aufrichtung kann zur „Vertiefung“ der Weg noch einmal zurückgenommen werden in der gleichen Art und Weise. Und zwar: Auf dem gleichen Weg von der Halswirbelsäule beginnend sich wieder hinunterbeugen, eine Hand mit dem Handrücken auf den Boden legen und sich entsprechend spiralförmig wieder hinsetzen. Der Bewegungsablauf geschieht dann praktisch im rückwärtigen Verlauf. Um wieder aufzustehen, könnte jetzt die „andere" Hand zum Abstützen nach hinten genommen werden. Dafür dann aber auch das andere Bein beim Kreuzen nach vorne legen (sonst funktioniert es nicht).

Diese Übung sei hier unter dem Aspekt der Flexibilität und Elastizität noch einmal vorgestellt und beschrieben, obwohl sie schon beim Thema Wasser/Winter erwähnt und ähnlich beschrieben wurde.

Auch könnte nach dem spiralförmigen Aufstehen die Übung **zentriertes und zielgerichtetes Gehen** (siehe Kap. Winter) angeleitet werden, da bei dieser Übung das Fokussieren der Augen *(Leber/Frühling)* auf ein Ziel von Bedeutung ist.

# ARBEIT MIT EIGENIMPULSEN IM GEHEN

## Gruppen-Übung

Als Nächstes folgt eine Übung in der Gruppe, bei der wir als Erstes den Raum erkunden und schauen, wo wir uns gerade befinden. Jeder geht in seinem persönlichen Lieblingstempo, welchem gerade in diesem Moment nachgegangen werden kann. Danach nehmen wir das „Tempo" raus und gehen in Zeitlupe oder eben so langsam wie es „geht". Jetzt setzen wir vor-*sicht*-ig einen Fuß vor den anderen, gehen in den sogenannten „Tiefgang", leicht eingesunken, also weich in den Knien und nehmen wahr, wie die Füße abrollen über den Punkt Niere 1 (YongQuan). In der gleichen Wahrnehmung machen wir dieses Gehen im Zeitlupentempo auch rückwärts. Dann kommen wir zum Stehen und halten inne.

Als Anleitung Folgendes:

Wir warten auf einen *Impuls* von innen, der uns veranlasst, vorwärts *oder* rückwärts zu gehen, nach wie vor im „Tiefgang". Kommt eine Empfindung zum Innehalten, dann bleiben wir stehen und warten auf einen neuen Impuls und gehen dann entsprechend weiter, vorwärts oder rückwärts.

Alle machen dieses für eine Weile selbstständig bis zur Aufforderung, die Übung zu beenden. Dann die Augen schließen, innehalten und nachspüren. Schließlich die Augen wieder öffnen und sich im Raum orientieren.

# AUSWEICHÜBUNG

## Gruppen-Übung



Als weitere Übung in der Gruppe beschreibe ich die Ausweichübung, bei der es darum geht, Impulse zu geben und zu empfangen.
Hierzu gehen wir ohne ein bestimmtes Ziel durch den Raum, achtsam in der Haltung nach innen und außen gleichzeitig. Dieses braucht Übung.
Die Haltung mit Aufmerksamkeit nach innen und außen gleichzeitig spiegelt sich auch in der Gruppe wieder, denn bei dieser Übung sind alle Teilnehmer sowohl Impulsempfänger als auch Impulsgeber.

Die jeweilige Impulsgebung im Vorübergehen der Teilnehmer untereinander geschieht durch die Impulsgeber (Personen, die einen Impuls geben wollen und gerade keinen empfangen) mit einer direkten und klaren Berührung bei einer vorbeigehenden Person mit einem Finger, am besten Mittel- *oder* Zeigefinger, dieses erfolgt mit leichtem Druck in eine bestimmte Richtung (siehe nachfolgend auch die Algenübung). Diese Berührung, dieser Impuls, sollte sanft und dennoch *gezielt* in eine Richtung sein und es sollte darauf geachtet werden, dass es zu keinem Schieben oder Drücken kommt, da es dann kein Impuls mehr wäre bzw. nicht als Impuls in eine eindeutige Richtung wahr- und aufgenommen werden kann.

Diese Impulse werden von den Empfängern während des tiefen und langsamen Gehens aufgenommen und bewegen sie jeweils zum Ausweichen in die gefühlte Richtung. Das Ausweichen geht *spiralförmig* vonstatten, also z. B. wegdrehend nach unten in die Tiefe. Es soll unbedingt der Richtung des Impulses besondere Aufmerksamkeit geschenkt werden und ein „Abdrehen" dann in diese Richtung erfolgen. In dieser Gangart, dem Tiefgang, ist der Schwerpunkt ja während der ganzen Übung sowieso nach unten verlagert, denn die Verwurzelung in den Boden wird auch im Gehen spürbar, besonders wenn ein Impuls empfangen wurde, und es kommt dabei zu einer angenehm stabilen Empfindung und Erfahrung. Auch danach ganz normal im Tiefgang weitergehen.

Um ein tieferes Verständnis auch vor Ort während der praktischen Übung zu bekommen, ist es gut, nach dem Erleben dieser Übung im sogenannten Tiefgang einen *Vergleich* in anderer Gangart anzubieten: Die Teilnehmer werden hierfür aufgefordert, im „Normalgang" zu gehen wie bei einer Einkaufstour, wo der Schwerpunkt des Körpers eher nach oben in die Brust verlagert ist. Die „Verwurzelung" hebt sich dadurch auf. Jetzt werden wieder Impulse gegeben bzw. empfangen. Hier kann die Erfahrung gemacht werden, dass die Empfänger sehr schnell aus dem Gleichgewicht zu bringen sind, manche aus ihrem Gang herausstolpern und oftmals verwundert aus- und aufschauen. Sogleich entsteht meistens ziemlich schnell eine andere Atmosphäre im Raum, wo es auch zu Äußerungen kommen kann wie etwa: „Äh, was soll das?", denn keiner lässt sich gerne aus dem Gleichgewicht bringen. Diese Reaktion ist natürlich, aber nach der Vorerfahrung aus der ersten Übung, die ein Verwurzelungsgefühl sogar im Gehen vermittelt hat, wird der Unterschied noch einmal deutlicher. Das ist auch die Idee dieser Übung, für beide Möglichkeiten ein Bewusstsein zu bekommen: nämlich im Erleben entweder tief, flexibel und sicher oder hoch, eher starr und damit doch unsicherer zu gehen.

Wenn diese Erfahrungen gemacht wurden, ist es gut, nochmals zu *wechseln*, also wieder in die erste Gangart einzuladen und sich dann darin zu bewegen, um noch einmal im Gefühl der Sicherheit Impulse aufzunehmen bzw. sie zu geben. Die Erfahrung kann sehr wertvoll sein, da ein Gefühl der „allgemeinen Verunsicherung" häufig zu unserem Alltag gehört und wir nun diese positive Erfahrung einer Sicherheit (siehe Winter) mit in den Alltag nehmen können.

# ALGENÜBUNG



## Partner-Übung

Zur Vorbereitung der als Nächstes anstehenden Partnerübung werden die Teilnehmer aufgefordert, in ihrer ganz eigenen „Gangart“ durch den Raum zu „schlendern“. Das bietet die Möglichkeit einer Neutralisierung, und damit wieder ganz bei sich anzukommen.

Es folgt die Aufforderung, sich einen Partner zu suchen (in der Gesprächsabschlussrunde könnte zum Thema gemacht werden, wie leicht oder wie schwer das Auswählen gefallen ist; denn dazu wird *Entscheidungskraft* benötigt, die ja dem Leberkreislauf zugeordnet wird).
Zu dieser Übung empfiehlt sich Hintergrundmusik z. B. mit tibetanischen Klangschalen.

Die Übung wird *Algenübung* genannt und wir finden hier noch einmal den Bezug zum Wasser und der daraus entstehenden Pflanzenwelt. Die Alge wird als eine weiche Pflanze wahrgenommen. Unser Körper hat die Gelegenheit, sich in die Welt der Algen einzufinden. Algen passen sich der Strömung des Wassers an und bewegen sich entsprechend mit ihr.

Die Teilnehmer werden aufgefordert, sich in der **Grundhaltung** voreinander hinzustellen und sich zu einigen, wer zuerst den passiven, den Yin-Part, und wer den aktiven Yang-Part übernimmt. Wenn das klar *entschieden* ist, schließt der Yin-Partner – wenn möglich – die *Augen*. Da wir aber nicht in realem Wasser stehen, bedarf es des Yang-Partners, der das Wasser in dieser Übung vertritt. Hierzu bedienen wir uns der Impuls-Arbeit.

Bevor wir damit beginnen, fasst der Yang-Partner sein Gegenüber sanft an den Handgelenken und hebt dann die Arme auf Brusthöhe, sodass die Fingerspitzen zueinander weisen. Die Arme sind schulterbreit geöffnet, die Ellenbogen zeigen locker nach unten. Die Schultern entspannt und locker halten, ohne Kraftaufwand. Die Hände des Yang-Partners lösen sich vorsichtig von den Handgelenken und der Yin-Partner hält diese Position mit dem geringsten Kraftaufwand.

Nun ist der Yin-Partner empfangsbereit für Impulse von außen und die Yang-Partner werden aufgefordert, einen *gezielten* Impuls zu geben, jedoch nur im Bereich oberhalb der Gürtellinie. Am besten fängt man mit einem Impuls bei den Armen oder Händen an. Der Empfänger nimmt diesen Impuls auf und bewegt den Arm in die Richtung, in die er den Impuls wahrnimmt. Die Bewegung wird auch nur soweit ausgeführt, wie der Impuls nachempfunden werden kann. Danach geht der Arm in die Ausgangsposition zurück. In aller Ruhe wartet der Gebende die Bewegung ab, und erst wenn in diesem Falle der Arm in die Ausgangsposition zurückgekommen ist und sich dort wieder eingefunden hat, wird ein neuer Impuls gegeben. Die Impulse können zum Beispiel überall an den Armen oder Händen gegeben werden. Wird der Impuls am Inneren des Armes gesetzt, dann wandert der Arm nach außen, oder wird er oben gesetzt, dann zielt der Impuls nach unten und der Arm wandert/schwingt nach unten. Das geschieht im Zeitlupentempo, eben wie eine Alge sich im Wasser bewegt. Im Weiteren können überall Impulse gegeben bzw. gesetzt werden: am Kopf, an den Schultern und am Rücken (Brustbereich aussparen, da man dabei leicht nach hinten kippt), jedoch immer oberhalb der Gürtellinie bleiben!

*Hinweis für die Gruppenleiter:*
*Immer wieder auf die Langsamkeit der Bewegungen hinweisen, damit die empfangenen Impulse von den Yin-Partnern bis zu Ende empfunden werden können und das Zurückkommen dann in aller Ruhe stattfinden kann. Bis zum nächsten Impuls viel Zeit lassen, sodass der Empfangende sich in seinem Stand wieder einfinden, sich dabei neutralisieren und empfangs-*

*bereit für den nächsten Impuls machen kann. Auch sollte der Impulsgeber auf keine Weise korrigierend auf den Impulsempfänger einwirken. Dieses sollte gegebenenfalls von den Gruppenleitern durch Hinweise entsprechender Art oder beispielhaftem Vorführen übernommen werden, entweder für die ganze Gruppe oder für ein einzelnes Übungspaar.*



Nachdem diese Übung beendet wurde, ist es gut, zu einem verbalen Austausch innerhalb der Übungspaare anzuregen.

Anschließend erfolgt ein Partner-Wechsel, sodass alle Teilnehmer die gleichen Erfahrungen machen können. Wohlgemerkt: Die gleichen, nicht aber dieselben Erfahrungen, denn immer wieder ist auf das subjektive Erleben bei Übungen (und im Allgemeinen) hinzuweisen.

Am Ende dieser Übung erfolgt wieder ein Austausch der Erfahrungen miteinander und danach ggf. auch in der Gruppe am Ende der Stunde.

# FREIES BEWEGEN

## Gruppen-Übung

Möchte man danach weiterhin mit dem Bild der Algen arbeiten, kann eine schöne (Wasser-)Musik im Hintergrund laufen, bei der die Gruppe in freier Bewegung noch einmal „eintauchen" kann, um sich im gleichen „Fluss" zu bewegen. Siehe dazu auch die Anleitung im Winterkapitel.

# FELDENKRAIS-ARBEIT

## Übung für die Flexibilität und Elastizität der Wirbelsäule

Die vorangegangenen Übungen im Stehen und Gehen können durchaus anstrengend sein. Daher passt anschließend eine Übung aus der Feldenkrais-Arbeit im Liegen.

Sie dient vor allem der *Flexibilität* der Wirbelsäule und der dazugehörigen Muskelstränge. Die Sehnen und Bänder neben der Wirbelsäule werden gedehnt, dadurch wird die Elastizität gefördert. Je nach Größe des Raumes ist es für den Gruppenleiter vorteilhaft, die Teilnehmer sich in Kreisform auf die Matten legen zu lassen.
Das **Hinlegen auf die Matten** erfolgt wie zuvor eingangs beim Winter bei der Feldenkrais-Arbeit beschrieben.

Wenn alle Teilnehmer auf ihrer Matte liegen, soll als Erstes das Auflagegefühl wahrgenommen werden: Wo liegt der Körper auf und wo ist kein Bodenkontakt spürbar? In aller Ruhe dies von den Füßen bis zum Kopf erspüren.

Auch ist es ein schöner Moment, wenn wir darauf hinweisen, dass der Körper von der „Mutter Erde" getragen wird. Es gibt sozusagen nichts, was zu tun wäre – danach nehmen wir wahr, was ist. In diesen *Augenblick* legen wir unsere ganze seelische und geistige Präsenz.

Während der Übung können die Augen geschlossen oder geöffnet gehalten werden.
Bevor der bewegliche Teil der Übung beginnt, wird eine Hand unter den Lendenwirbelbereich gelegt, um zu prüfen, wie viel Platz zwischen Boden und Wirbelsäule ist.

**1. Phase**

Die Aufmerksamkeit auf die Beine und auf die Füße lenken und diese heranziehen. Die Füße danach schulterbreit aufsetzen, sodass die Beine/Knie weder nach innen noch nach außen fallen, sondern neutral in der Mitte bleiben können.

Jetzt die Aufmerksamkeit auf die Knie lenken und beide Knie langsam zur linken Seite bewegen, soweit es angenehm ist. Dann wieder zurückkommen in die neutrale Mitte. Die gleiche Bewegung zur rechten Seite ausführen und zurückkehren. Einen Moment innehalten und die Bewegung zu beiden Seiten wiederholen.
Nun aus der *neutralen Mitte* heraus die Bewegung im *Geiste*, in der **Vorstellung**, ausführen. Erst nach links wie zuvor, danach die neutrale Mitte wahrnehmen und dann nach rechts und wieder zurückkommen, alles in der Vorstellung. Auch hier kann eine Wiederholung angeleitet werden.

Aus der Mitte heraus wird diese Bewegung nun wieder *aktiv* ausgeführt. Es folgt ein Nachspüren: Hat sich die Bewegungsqualität nach der Vorstellungsarbeit verändert gegenüber der ersten Bewegung?

**2. Phase**

Als Nächstes folgt die Aufforderung, bei der Bewegung mit den Beinen den Kopf mit auf die Seite rollen zu lassen in die gleiche Richtung, wohin die Beine sich bewegen, also den Kopf mitnehmen und dieses dann zu beiden Seiten über die neutrale Mitte ausführen. Anschließend die Bewegung wieder erst in der Vorstellung und danach erneut praktisch aktiv ausführen.

**3. Phase**

Hier werden die Beine am Anfang nach links bewegt und der Kopf gegenläufig nach rechts, wodurch es zu einer spiralförmigen Bewegung und auch zu Dehnungen der Muskelstränge kommt. Wie bei den ersten beiden Phasen erfolgt die Ausführung erst praktisch, dann in der Vorstellung und danach wieder praktisch. Anschließend in der neutralen Mittelposition zur Ruhe kommen und nachspüren.

Aus der Mitte heraus zum Schluss die Beine langsam zurück an den Boden gleiten lassen und das Auflagegefühl überprüfen.

Was hat sich durch die Bewegungen verändert?

Wo liegt der Körper jetzt auf und wo ist kein Bodenkontakt zu spüren?

Wieviel Hand passt (noch) unter den Lendenwirbelbereich?

Jetzt kann die Gelegenheit gegeben werden, dass jeder Teilnehmer eine „Lieblingsposition" für sich einnimmt, dort ein paar Minuten verweilt und anschließend in die neutrale Rückenlage zurückkommt.

# AUFSETZEN AUS DER LIEGEPOSITION

## Übung

Die Augen werden wieder geöffnet und zur Vorbereitung zum **Aufsetzen** den Körper zur **linken Seite** drehen und die neue Lage wahrnehmen.

Zum Aufsetzen wird das linke Bein herangezogen und angewinkelt, das rechte Bein ebenfalls leicht angewinkelt dahinter. Dann wird die rechte Handfläche auf dem Boden aufgesetzt, die linke Hand folgt und der Brustkorb wird durch den Druck der beiden Hände angehoben. Wenn das geschehen ist, „laufen" die Hände um das linke Knie so weit herum, bis der Oberkörper angehoben und aufgerichtet ist. Der Blick ist nach vorne (zur Kreismitte) gerichtet und die Wirbelsäule spiralförmig gedreht und gedehnt. Die Hände können am Boden bleiben und es kommt zum ersten Sitzen. Alle Teilnehmer können sich gegenseitig anschauen.

*Anmerkung:*
*Dieses ist der Weg, der von Babys beim allerersten Aufrichten genommen wird, um ins Sitzen zu kommen. Durch diesen Hinweis gibt es häufig ein inneres Erstaunen über diese Tatsache.*

Das „Sich-wieder-**Zurücklegen**" erfolgt meist in einer bewussteren Art und Weise durch diese Rückbesinnung an die eigene Kindheit. Dazu wandern die Hände jetzt den gleichen Weg am Boden zurück, damit die ursprüngliche Seitenlage wieder eingenommen werden kann.
Bevor die Bewegung zur **rechten Seite** ausgeführt wird, wechselt die Position über die Rückenlage (Beine können angewinkelt bleiben) zur

rechten Seite; diesmal das rechte Bein herangezogen und angewinkelt und das linke Bein leicht angewinkelt dahinter. Alles Weitere wie zuvor beschrieben.

Um sich anschließend über die Bewegungen und das in dieser Übung Erlebte auszutauschen, werden die Teilnehmer gebeten, ihren „Weg" zu finden, um in die aufrechte Sitzposition zu kommen. Im verbalen Austausch wird die Leichtigkeit, die sich sicherlich nach der „Vorstellungsarbeit" in den Bewegungen eingestellt hat, ein Thema sein. Dieses ist damit zu erklären, dass durch die Vorstellungsarbeit die Bewegungen schon vorweggenommen und so im Gehirn vorgebahnt in die Wege geleitet wurden. Auch sei hier der Hinweis gegeben, welch großen Einfluss unsere Vorstellung und nachfolgendes Denken grundsätzlich auf unsere *Bewegung* und somit auf unser *Verhalten* hat!

# STEHEN WIE EIN BAUM

## Übung

Wir stehen dazu im Kreis, jeder für sich in der Grundhaltung, und verlagern unser Gewicht von einem Fuß auf den anderen, ohne den Bodenkontakt zu verlieren, pendeln uns dann in der Mitte ein und kommen zur Ruhe.

Jetzt nehmen wir wieder unsere Vorstellungskraft zu Hilfe und stellen uns mit leicht geschlossenen Augen vor, ein **Baum** zu sein.

Es wird angeleitet, dass Wurzeln in die Erde, in den Boden wachsen: Die Wurzeln dringen anfangs nur zehn Zentimeter in den Boden ein, dann einen Meter tief, danach zehn Meter, und wenn die Vorstellungskraft es erlaubt, weitere 100 Meter – sogar bis zu einem Kilometer oder gar zehn Kilometern und tiefer. Wer möchte, darf seine Wurzeln bis zum Erdmittelpunkt in die Tiefe wachsen lassen.

Hier ist der **Wendepunkt** und wir ziehen die Wurzeln langsam wieder zurück vom Mittelpunkt der Erde über die angegebenen Stationen zehn Kilometer, einen Kilometer, 100 Meter, zehn Meter, zehn Zentimeter, bis alle Wurzeln zurückgezogen sind und wir wieder den Boden unter den Füßen spüren. Danach verabschieden wir uns vom „Baum-Sein“.

Wir öffnen langsam die Augen und pendeln mit den Füßen am Boden hin und her, lösen sie aber dieses Mal mehr und mehr vom Boden, sodass wir uns gehend aus dem Kreis herausbewegen könnten oder eben stehen bleiben, je nachdem wie die Stunde weiter *verlaufen* soll.

# QIGONG-ÜBUNGEN FÜR DEN FRÜHLING



Die beschriebene Körperarbeit ist eine gute Vorbereitung für folgende Übungen aus dem TaiJi-QiGong. Sie eignen sich besonders gut, um den Leber- und Gallenblasen-Kreislauf bzw. deren Meridiane zu pflegen und zu harmonisieren.

Der Titel der Bewegung Nr. 3, „den Regenbogen schwingen" (siehe nachfolgend), weist schon auf Biegsamkeit und Elastizität hin. Wir erleben, wie bei allen QiGong-Übungen, die feste Verwurzelung der Füße am Boden. Dadurch wird das Qi der Erde in die Nieren aufgenommen, so können die Nieren gepflegt werden, und das wiederum dient der Leber und der Gallenblase, ihr Qi zu regulieren. Bei Nierenschwäche im Sinne der TCM (die Niere ist die Mutter der Leber, die Leber ist das Kind) kann es daraus folgend zu einer Leber-Qi-Stagnation kommen. Eine Hemmung in der Leberfunktion wird in der TCM oftmals als Ursache von Depressionen angesehen. In der integrierten Zusammenarbeit von TCM und Psychosomatik wird häufig bei Depressionen eine Leber-Qi-Stagnation diagnostiziert, wie in unseren Teamsitzungen im Gezeiten Haus immer wieder deutlich wird.

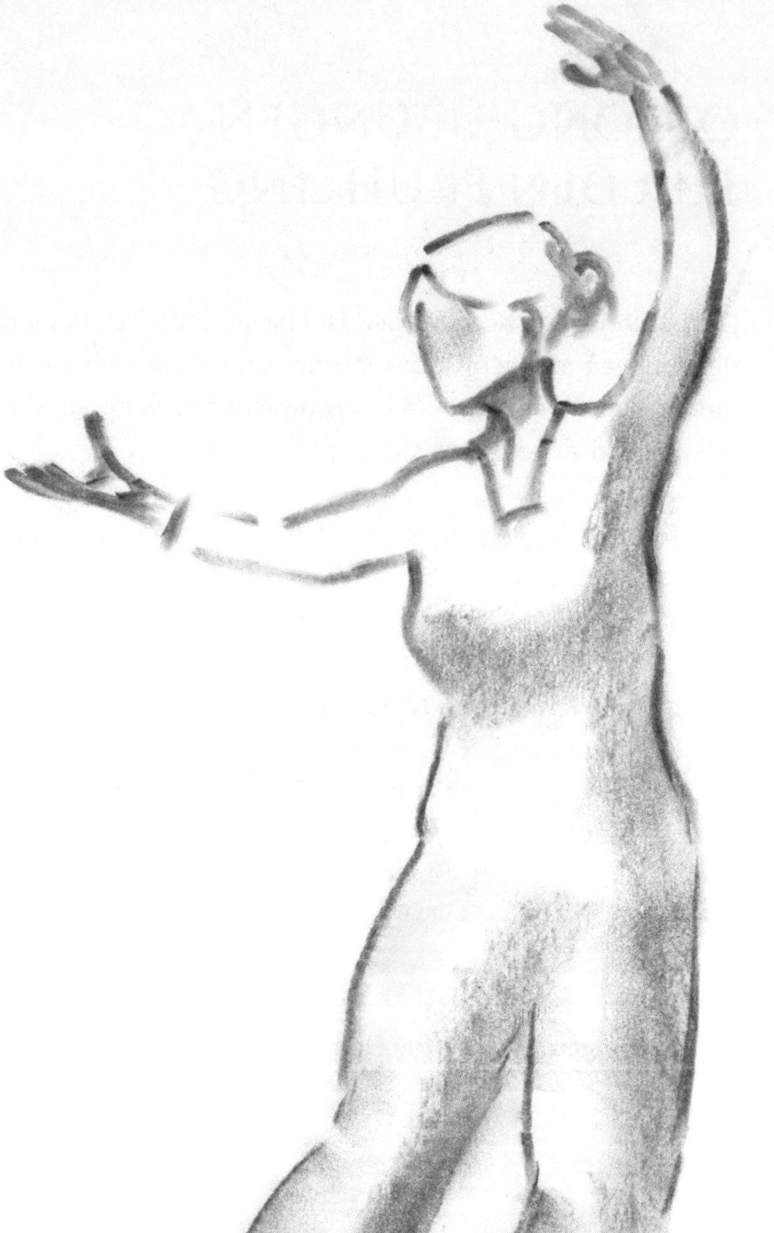

3. Bewegung:

# DEN REGENBOGEN SCHWINGEN

## QiGong-Übung

Bei dieser Bewegung wird der Oberkörper vom Lendenwirbelbereich her gebeugt, so kann eine Elastizität über die Hüften, den Oberkörper und den Brustkorb mit der Dehnbarkeit der Rippen wahrgenommen werden, und die sinnliche Wahrnehmung „fließt" bis in die Fingerspitzen hinein. Sehnen und Bänder werden so an den Muskel- und Knochenansätzen gepflegt.

Hinzu kommt hier und jetzt noch einmal die Anwendung der Vorstellungskraft mit dem Bild des Regenbogens über dem Kopf und seinen Farben (die *Augen* schauen innerlich) und damit verbunden der Hinweis auf die *Fantasiekraft*, die auf die Leber bezogen uns wieder in die Welt der Kindheit (den Frühling) einlädt.

Wenn der Oberkörper bei dieser Bewegung zur Seite „gebogen" wird, schauen die Augen *entspannt* in die Ferne. Denken wir dabei noch einmal an einen Bogen, der sich meistens in einer optimalen Spannung und Rundung vorgestellt wird.

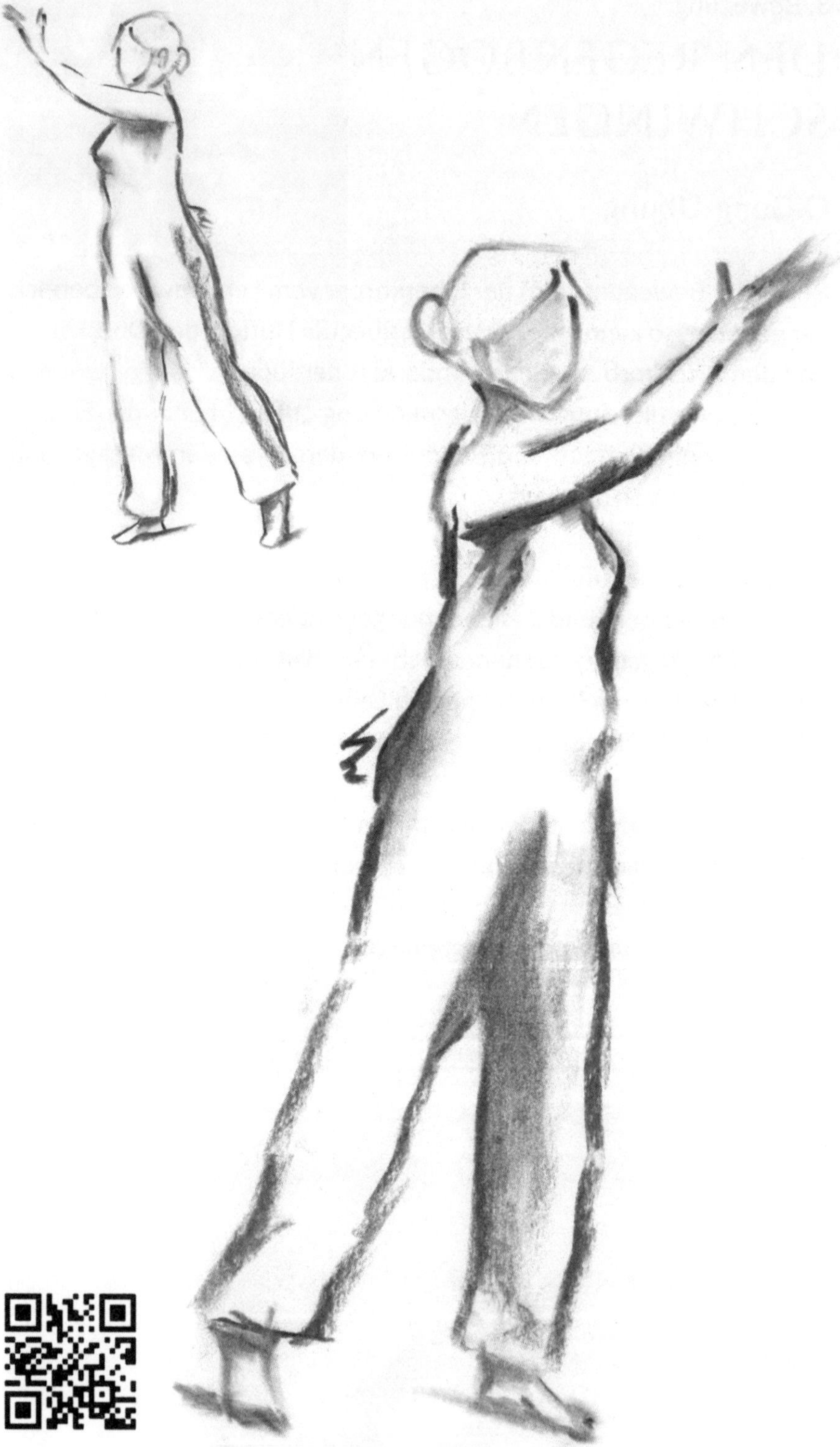

7. Bewegung:

# EINEN BALL VOR DER SCHULTER TRAGEN

## QiGong-Übung

Auch die siebte der 18 Bewegungen, „einen Ball vor der Schulter tragen", eignet sich gut für eine Veranschaulichung für das Zusammenspiel von sinnlicher Wahrnehmung des Lebermeridians, der Augen und der spiralförmigen Bewegungen mit ihrer Elastizität, Spannkraft und Ausdehnung.

Zur Pflege der Nieren wird diese Bewegung aus der Mitte, aus dem Lendenwirbelbereich, „hervorgebracht", fördert die Herzpflege (das Herz ist das Kind der Leber) und unterstützt den „ordentlichen" Qi(Energie)-Fluss der Leber. Es wird gesagt, die Leber „liebt die Ordnung".

Ein Kennzeichen dieser Übung ist, dass die Wahrnehmung vom großen Zeh, dem Punkt Leber 1 (DaDun, dicke Stelle) durch das gestreckte Bein, über die gedehnte Leiste, der sanften Drehung und Dehnung der Hüften und den Rippen mit dem Gallenblasen-Meridian, weiter durch die Schulter und den Arm hindurch bis zur Hand durchgängig sinnlich etabliert wird. Auch hier schauen die Augen über die Fingerspitzen entspannt in die Ferne. Diese Übung wird zu beiden Seiten ausgeführt. Die durch die Bewegungen entstandene Weichheit und Elastizität des Körpers hat auch eine Wirkung auf unsere Denkweise (siehe Kap. Spätsommer), sie kann dadurch flexibler werden und es können so auch harmonische Stimmungen in uns besser erzeugt werden.

Das bedeutet, wir können dadurch Einfluss nehmen auf unsere *Emotionen* und sind so diesen nicht hilflos ausgeliefert, sondern können handeln, wenn „im Grunde" die Kraft (Winter) dazu vorhanden ist!

14. Bewegung:

# REITERSITZ UND STOSSEN

## QiGong-Übung

Am Anfang lenken wir die Aufmerksamkeit in die Mitte des Körpers, um eine zentrierte und leere Wahrnehmung sinnlich zu etablieren. Die Arme mit locker geschlossenen Fäusten zur Hüfte nehmen.

Aus der Mitte heraus wird nun die linke Faust mit dem Ausatmen von der Hüfte aus mit innerlich *spiralförmiger* Drehung des linken Armes nach vorne gestoßen (ohne die Bewegung zu beschleunigen), die linke Hüfte und Schulter bewegen sich leicht mit nach vorne. Die Faust befindet sich dann mittig auf Brusthöhe, der Unterarm parallel zum Boden. Das „Faustherz" zeigt nach unten und die Faust wird festgedrückt, das heißt, mit dem Mittelfinger den LaoGong-Punkt drücken. Die *Augen* sind dabei geöffnet und *schauen* „fest" und intensiv in die Ferne, so als würden sie dort etwas genau erkennen wollen.

Bei der Rückwärtsbewegung wird mit dem Einatmen die sich *entspannende* Faust vom Ellenbogen aus innerlich spiralförmig gedreht, bis das Faustherz nach oben zeigt und der Arm entspannt auf die Hüften zurückgelegt wird. Die sinnliche Wahrnehmung dabei vom Unterbauch zum Punkt Du 4 (MingMen, Tor des Lebens), der zwischen 2. und 3. LW liegt, zentrieren, die Augen entspannen und den Blick sinnlich nach innen lenken.

Mit dem Ausatmen die Übung zur anderen Seite, also mit der rechten Faust, ausführen.

Auch diese Übung ist günstig bei einer Hemmung der Leberfunktion.

*Anmerkung:*
*Wir sind natürlich nicht festgelegt auf diese ausgesuchten Übungen. Sie sollen eine Anregung sein, eine kleine Auswahl; denn auch in anderen QiGong-Übungen beziehungsweise Bewegungsformen aus dem TaiJi oder QiGong gibt es Bewegungen zu diesen Themen. Zum Beispiel aus den 8 Brokat-Übungen die 2.Übung, den Bogen spannen. Es gibt viele Möglichkeiten, auf den Funktionskreis der Leber hinzuweisen bzw. hinzuarbeiten.*



## Abschluss der Stunde

Wenn wir nun am Schluss dieser Stunde wieder im Kreis zusammensitzen, gibt es nach dem achtsamen Ausschenken und Kosten des Tees wie immer die Gelegenheit, in einen verbalen Austausch zu gehen. Als Anregung hierzu könnten neben den Themen dieser Stunde (Kindheit, Flexibilität, Spontanität usw.) auch Worte wie *Augen*blick, den Bogen (über)spannen oder Ähnliches ins Gespräch mit einfließen.

Auch Worte von **Laotse**, „dem alten Chinesen", wie die folgenden (Tao Te King, Vers 77) können gut für eine Sinn-Vertiefung genommen und angeschaut werden:

Des Himmels SINN, wie gleicht er dem Bogenspanner!
Das Hohe drückt er nieder,
Das Tiefe erhöht er.
Was zu viel hat, verringert er,
Was nicht genug hat, ergänzt er.
Des Himmels SINN ist es,
Was zu viel hat, zu verringern, was nicht genug hat, zu ergänzen.
Des Menschen Sinn ist nicht also.
Er verringert, was nicht genug hat, um es darzubringen dem,
das zu viel hat.
Wer aber ist imstande, das,
was er zu viel hat, der Welt darzubringen?
Nur der, so den SINN hat.

Also auch der Berufene:
Er wirkt und behält nicht.
Ist das Werk vollbracht, so beharrt er nicht dabei.
Er wünscht nicht, seine Bedeutung vor anderen zu zeigen.

Laotse

Raum für Notizen

# AUS EIGENEM ERLEBEN ZUM KAPITEL FRÜHLING

# DAS HERZ IST DER SCHLÜSSEL DER WELT UND DES LEBENS

NOVALIS

# SOMMER IM JAHRESZEITENZYKLUS

**Element:** ............................ Feuer

**Organ:** ................................ Herz/Dünndarm

**Sinnesorgan:** .................... Zunge, Geschmackssinn

**Geschmack:** ...................... Bitter

**Geräusch:** .......................... Lachen

**Farbe:** ................................. Rot

**Tageszeit:** .......................... Mittag

**Körperzuordnung:** .......... Blutgefäße/Meridiansystem

**Emotion:** ............................ Freude, Hysterie

**Thema:** ............................... Blüte des Lebens

**Lebensphase:** ................... Erwachsensein

**Erfahrungsmöglichkeit:** Lieben, Bewusstwerden, Aktivität, Sexualität, Ausdehnen (Erweitern), Führung/Leitung, Dirigieren, Verantwortung, Rhythmus, Harmonie, Spielen

**Tier:** ................................... Affe

# WIE FREU‘ ICH MICH DER SOMMERWONNE!

Wie freu’ ich mich der Sommerwonne,
Des frischen Grüns in Feld und Wald,
Wenn’s lebt und webt im Glanz der Sonne
Und wenn’s von allen Zweigen schallt!

Ich möchte jedes Blümchen fragen:
Hast du nicht einen Gruß für mich?
Ich möchte jedem Vogel sagen:

Sing, Vöglein, sing und freue dich!

Die Welt ist mein, ich fühl es wieder:
Wer wollte sich nicht ihrer freu’n,
Wenn er durch frohe Frühlingslieder
Sich seine Jugend kann erneu’n?

Kein Sehnen zieht mich in die Ferne,
Kein Hoffen lohnet mich mit Schmerz;
Da wo ich bin, da bin ich gerne,
Denn meine Heimat ist mein Herz.

Hoffmann von Fallersleben

# DAS ELEMENT FEUER UND DER SOMMER

Das Element *Feuer* ist dem *Sommer* zugeordnet, das *leuchtet* geradezu ein. Die Sonne steht hoch am Himmel, beleuchtet eine lange Zeit am Tag uns und unsere Erde. Das kleine Yang des Frühlings hat sich zum großen Yang des Sommers entwickelt. Das Leben läuft zur Höchstform auf. Alles möchte sich ausdehnen, soweit es kann und soweit wie möglich. Grenzen, die die *Ausdehnung* bzw. *Erweiterung* behindern oder einschränken, werden dann oftmals als störend erlebt. Aber Grenzziehung ist ein wichtiger Aspekt; denn für Grenzenloses gibt es in jeder Hinsicht genügend Beispiele, an denen man erkennen kann, dass Grenzenlosigkeit dem Leben selten dienlich ist. Zum Beispiel, wenn Kinder in der Erziehung keine Regeln befolgen müssen, wenn Menschen wahllos Essen zu sich nehmen oder sich in den digitalen Medien verlieren und wenn es im Denken zu keinem Innehalten mehr kommt.

Zur Verdeutlichung schauen wir noch einmal auf das vorherige Thema, die Kindheit und ihre Entwicklung mit aller Grenzerfahrung, möglichst durch den Segen liebevoller Hände. So wird noch einmal klarer, dass durch Widerstand Leben uns spürbar und bewusst werden lässt – und hier sind wir schon im Zentrum angelangt, nämlich dem *Herzen*. In einem alten chinesischen Weisheitsbuch heißt es:

*Das HERZ ist der Herrscher und beherbergt den Geist.*

Das Herz bzw. der Funktionskreis *Herz/Dünndarm* wird auch „Meister“ des Herzens genannt. Hier gilt es, etwas zu meistern oder etwas zu beherrschen. Natürlich ist das in einer weisen Betrachtung auf den Menschen selbst, auf uns selbst bezogen, also auf die Selbstbeherrschung. Die Frage, wer beherrscht hier wen, hat schon viele

Dichter und Denker beschäftigt und ist mit Fragen zum Leben immer wieder ein Thema, mit dem wir uns ja alle beschäftigen – mehr oder weniger...

Sind wir gut in der „Frühlingskraft" verankert und kommen wir durch die Pflege des Herzens zu einem klaren *Bewusstsein*, dann sollte einer *Lebensführung* mit entsprechender Durchsetzungskraft nichts im Wege stehen.

Zur Erinnerung: Der Frühling ist die Mutter des Sommers.
Die Sommerzeit mit ihren eher verschwenderischen Energien lädt zu allen möglichen *Aktivitäten* ein. Bewegung in jeglicher Form ist angesagt, Sport aller Richtungen hat Hochsaison, Wandern gehört zu manchem Urlaub, Feste aller Arten werden gefeiert, besonders *Hochzeiten*, wo *getanzt* und *gelacht* wird. Auch die *Sexualität* kann als ein schönes Spiel betrachtet werden. Überall in den Gärten und Parks wird gespielt, *Ball*spiele haben Hochkonjunktur. Bälle sind eine runde Sache und ein gutes Beispiel für Vollkommenheit. Etwas wird voll und kann danach wieder abnehmen, wie wir es am Beispiel Vollmond kennen. Auch das Jahr mit dem Mitsommernachts-Fest hat hier seinen Höhepunkt.

Um noch einmal auf das Spielen zurückzukommen, erinnere ich an die Worte eines ehemaligen chinesischen Mitarbeiters, als wir zusammen TaiJi üben wollten. Er sagte: „Komm, gehen wir spielen." Gerade im TaiJi ist das Spielen mit dem (Energie)-Ball von großer Bedeutung. Dort finden wir Namen wie: „Den Mond in den Schoß holen", „Der Löwe spielt Ball" oder „Einen Ball vor der Schulter tragen" (wie im Kapitel zuvor beschrieben).

All diese Übungen dienen einer Aktivierung der Herz/Dünndarm-Meridiane und der *Harmonisierung* der Herzenergie.
Aus meiner persönlichen Erfahrung heraus ist das TaiJi mit seinen anmutigen Bewegungen und den dadurch entstehenden Verbindungen mit dem Gehirn und dessen Vernetzungen im zentralen Nervensys-

tem bis hin zu jeder Zelle oder jedem Zellpotenzial die wunderbare Möglichkeit, das Herz und damit ein klares Bewusstsein zu pflegen.

*Hinweis:*
*Es gibt von Lena Du Hong Bildtafeln und eine DVD für Herz-QiGong im Speziellen (www.lebenspflege.de).*

# ACHTSAMKEITSÜBUNG ZUR HERZPFLEGE

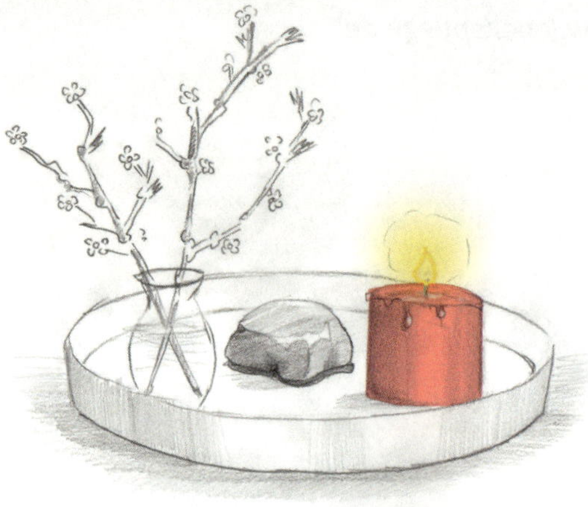

Am Anfang dieser Unterrichtsstunde werden wir uns mit Themen des Herzens beschäftigen wie Freude, Liebe, Beziehung, Sexualität, Hitze, Rhythmus und Harmonie. So könnte die Stunde, soweit möglich und angebracht, mit einer *freudigen* Stimmung eingeleitet werden.

## Übung

Das Ankommen, das „Zur-Ruhe-Kommen“, kann erleichtert werden, wenn wir nach der Begrüßung uns wie gewohnt mit unserer Aufmerksamkeit nach innen wenden, den Atem wahrnehmen, spüren, wie er kommt und geht …
Unserem Herzen können wir uns nähern, indem wir von „außen“ kommend uns selbst „zu Herzen nehmen“, uns dem Herzen zuwenden und „auf unser Herz hören“.

In einer Anleitung könnten wir fragen:

- Was kann ich wahrnehmen?

- Was fühle ich in meiner Herz-Region?

- Welche Stimmung befindet sich im Herzen?

- Wie ist der Herzschlag, ist er eher schnell oder langsam? Ist er eher laut und deutlich oder macht es Mühe, das Pulsieren des Herzens wahrzunehmen bzw. zu hören?

- Macht es Freude, dem Herzen zu lauschen oder gibt es innerlich eher eine Erregung, weil das Herz z. B. so wenig beeinflussbar zu sein scheint?

Nach dieser Wahrnehmungsübung kann gut auf einige Zusammenhänge von Herz, Atem und Wahrnehmung eingegangen oder hingewiesen werden.

Gerade nach der Wahrnehmung der eigenen Herzfrequenz und des *Herzrhythmus* kann die Aufmerksamkeit auf den Atem gelenkt und besonders die Atemfrequenz in unser Bewusstsein geholt werden. Die Atemfrequenz ist eine andere als die Herzfrequenz. Wir können zwei verschiedene Frequenzen, also Rhythmen in unserem Körper wahrnehmen. Der Atemrhythmus hat eine niedrigere Frequenz (12-18 Mal pro Minute) als der Herzrhythmus (60-80 Mal pro Minute) und vorerst geht es erst einmal darum, dieses nur wahrzunehmen.

Natürlich existieren noch andere Rhythmen in unserem Körper, denken wir zum Beispiel an den craniosacralen Rhythmus oder den sogenannten Biorhythmus. Diese sind allerdings vordergründig nicht in unserer Wahrnehmung (siehe auch nachfolgenden Exkurs zu Körperrhythmen).

Zuvor hatten wir vom Beherrschen – von Beherrschung – gesprochen und die Frage, wovon, wodurch oder womit unser Herz bzw. die Herzfrequenz beherrschbar wird, liegt sehr nahe.

In der TCM heißt es: „Der Geist (*Shen*) wohnt im Herzen“, und damit ist gemeint, in einem ruhigen Herzen. Zum Beispiel lassen Vögel sich gerne auf einem Baum mit ruhigem Geäst nieder.

Wenden wir uns jetzt dem Atem zu. Über unseren Atem haben wir Macht, auf den Atem haben wir Einfluss, wenn wir uns *bewusst* auf ihn einlassen. Das gelingt uns Menschen durch unseren Willen (siehe Kapitel Wasser/Niere), den wir im Gebrauch des Körpers einsetzen können. Das heißt, es wird dann möglich, den Atem zu regulieren, wenn die Bauchmuskulatur eine gewisse Lockerheit hat, also in einen entspannten Zustand gebracht wird, welches wiederum einer Übung bedarf, die durch regelmäßiges Üben von QiGong oder TaiJi gegeben ist.

Das Zwerchfell als Muskel ist nur in optimaler Funktion, wenn es entspannt ist. Davon eine weitere Folge ist, dass die Lungenflügel sich nach unten ausdehnen können und somit eine erweiterte und vergrößerte Lungenkapazität entsteht, die sich dann ebenso positiv auf das Herz-/Kreislaufsystem auswirkt, z. B. in Form von einem höheren Sauerstoffgehalt im Blut.

Hier kommen wir an einen Punkt, wo noch einmal darauf hingewiesen werden sollte, dass das Herz ein Yin-Organ ist, also ein Speicherorgan, und für eine gute Speicherung bedarf es immer der Qualität. Die Zellen des Herzmuskels brauchen für einen qualitativ guten Aufbau eine ausreichende Sauerstoffzufuhr, und die ist dann gegeben, wenn durch ruhigen und tiefen Atem eine gute Sauerstoffaufnahme gewährleistet wird, wie es besonders durch Herz-QiGong und Meditation, aber auch durch jegliche unaufgeregte Betätigung unserer Körper-Seele-Geist-Einheit, also bei allem Tun in Achtsamkeit der Fall ist. Dann ist das Herz in Harmonie und kann all seine besonderen

Aufgaben gut wahrnehmen; denn das Herz regiert alle anderen Organe (Milz, Lunge, Niere, Leber), es ist das *führende* Organ in unserem Körper und es hat in diesem Sinne eine besondere Stellung. Hört das Herz auf zu schlagen, haben die anderen Organe keine Chance mehr zu überleben.

*Daher auch die hohe Bedeutung der Herzpflege, sie ist also direkte Lebenspflege!*

## Körperrhythmen

### Exkurs

Unter dem Aspekt der Körperarbeit zur Hinführung zum QiGong spielt der craniosacrale Rhythmus eine verborgene Rolle. Er entsteht im Gehirn durch Pumpvorgänge im Gehirnwassersystem und teilt sich dem Körper über die Hirnhäute mit, die auch das Rückenmark in der Wirbelsäule bis zum Steißbein umhüllen. Des Weiteren gibt es ein Zusammenspiel mit den Faszien im Körper und erfahrene Craniosacral-Therapeuten können diese Bewegungen bis in die Zellebene mit ihrer ausgebildeten Wahrnehmung verfolgen. Im QiGong können wir diese Auswirkungen zum Beispiel besonders in der Grundhaltung erfahren, da wir hier mit der Ausdehnung der Wirbelsäule schon eine Wirkung auf das craniosacrale und das Faszien-System ausüben.

Der Biorhythmus entspricht Schwankungen vieler Körperfunktionen z. B. im Tagesverlauf, im Zentrum steht dabei meist die Vitalität. Er ist im Allgemeinen bekannter als der Craniosacral-Rhythmus.

# HERZMERIDIAN-MASSAGE

## Übung

Diese Selbst-Massage führen wir ebenso im Sitzen aus. Zu Beginn reiben wir, wie vor jeder Massage, die Handflächen aneinander und schütteln danach die Hände zum Lockern aus. Wir heben den linken Arm leicht an und greifen mit der rechten Hand tief in die Achselhöhle und massieren mit den Fingern in kreisenden, sanft knetenden Bewegungen den Punkt des Herz-Meridians He 1 (JiQuan, höchste Quelle).

Weiter massieren wir dann mit dem Daumen leicht kreisend und mit leichtem, individuell angepasstem Druck die Punkte des Herzmeridians über die Innenseite der Ellenbeuge entlang bis zur Handkante Punkt He 7 (ShenMen, Tür der Heiligkeit). Hier etwas verweilen, um diesen für das TaiJi-QiGong wichtigen Punkt („Handkante setzen") ins Gefühl und ins Bewusstsein zu bringen. Dann am Rand des Handtellers entlang und weiter die Innenseite des kleinen Fingers hinauf bis zum Fingernagel massieren, Punkt He 9 (ShaoChong, kleiner Knotenpunkt). Hier endet der Herzmeridian.

Gegenüber an der Außenseite des Fingernagels liegt der Punkt des Dünndarm-Meridians Dü 1 (ShaoZe, kleiner Knotenbrunnen). Von hier aus greifen wir jetzt weiter mit den Fingern massierend den Dünndarm-Meridian entlang über die Außenseite der Elle zum Punkt Dü 8 (XiaoHai, kleines Meer) den Oberarm hinauf bis zu den Schulterblättern, soweit dieses möglich ist.

Um die Schulterblätter besser zu erreichen, bietet sich die Arbeit mit dem **Meridianklopfer** an. Dazu wird der Arm, der den Klopfer hält, zuvor entspannt weit nach oben ausgedehnt, um dadurch die Schulterblätter gut zu erreichen.

Der Dü-Meridian verläuft dann von den Schulterblättern weiter Richtung seitlichem Hals über die Wangenknochen Dü 18 (QuanLiao, Backenknochen) bis zur Mitte vor dem Ohr Dü 19 (TingGong, Palast des Gehörs). Dieser Punkt kann z. B. in der Tinnitus-Therapie eine wichtige Rolle spielen und wir können mit dem Zeigefinger oder Mittelfinger sanft kreisend massierend auf diesen einwirken.

Danach folgt die andere Seite, dieses Mal mit der linken Hand massieren (siehe Buch „Meridianklopfen" von Sui Qingbo, Literaturliste).

Zum Ende dieser Massage schütteln wir die Hände wieder aus, legen diese in den Schoß oder auf die Oberschenkel und spüren nach – „Nichts" denkend ...

Nach dieser Tui**Na**-Selbstmassage, die wir hauptsächlich mit der Massage-Technik des Greifens und Knetens, also dem **Na**-Fa („Fa" heißt Technik/machen), ausgeführt haben, könnten jetzt wieder einige Dehnungsübungen folgen.

## Dehnungsübungen

### Übung

Diese Übungen wurden im Frühling beschrieben, und da sie mit Armbewegungen (He/Dü-Meridiane) einhergehen, sind sie an dieser Stelle auch gut geeignet, ganz abgesehen davon, dass eine Vorbereitung, hier besonders durch das Dehnen, grundsätzlich die beste Voraussetzung für ein gutes Gelingen ist.

# FELDENKRAIS-ARBEIT

## Gruppen-Übung

Es folgt eine **Übung im Gehen**, nennen wir sie:

## Einen Apfel anbieten

Dazu stehen wir spiralförmig vom Boden auf und bewegen uns langsam durch den Raum, mit vorerst einer Orientierung im Raum allgemein und danach unsere Mitmenschen achtsam wahrnehmend, vielleicht auch mit einer freundlichen Begrüßung wie z. B. durch ein Kopfneigen oder einer Zuneigung im wahrsten Sinne des Wortes.

Bei den Übungen oder *Hand*lungen, die jetzt folgen, geht es darum, sich vorzustellen, dass eine Hand der Teilnehmer entweder einen Apfel aus eigener Hand anbietet oder einen Apfel in seiner Hand empfängt, also ein *Spiel* mit „Geben und Nehmen“ (siehe Kap. Spätsommer).

Wenn wir mit unseren Händen etwas geben oder nehmen wollen, dann werden durch diese Handlungen u. a. auch die Arme und die Schultern mitbewegt (Verlauf der Herz- und Dünndarm-Meridiane). Je lockerer und durchgängiger die Arm- und Schulterbereiche sind, desto eleganter kann eine Bewegung ausgeführt werden und die Bewegungen *muten* dann auch harmonisch *an* – Anmut.

Am Anfang werden die Teilnehmer angeleitet, den imaginären Apfel irgendwie nach eigener Empfindung zu geben bzw. zu empfangen. Manchmal sieht das dann eher etwas plump oder auch ungeschickt, also eher weniger elegant aus. Meistens findet eine einfache, direkte Übergabe statt (kurzer Weg), wo der Handrücken des Gebenden nach oben zeigt, wenn der Apfel in den nach oben geöffneten Handteller des Empfangenden gelegt wird. Hierbei ist ein kurzer oder kleiner Bewegungsumfang gegeben, die Bewegung wird praktisch aus dem Handgelenk gemacht mit nur leichter Bewegung aus dem Ellbogenbereich.

Um die Empfindung bei dieser Art des Gebens nachzuvollziehen, könnte der Leser diese Bewegung einmal selbst ausführen und den Bewegungsradius dabei bewusst wahrnehmen.

Sinn und Zweck dieser Übung soll aber eine gute und elegante Bewegung sein, die auch das Schultergelenk miteinbezieht. Und um dies zu erreichen, braucht es eine Bewegung des **Gebenden** aus der Schulter heraus. Nehmen wir den Apfel und reichen diesen von der Körpermitte aus mit einer runden, nach oben gerichteten bogenförmigen Bewegung und bieten den Apfel dann unserem Gegenüber auf einer nach oben gerichteten Handfläche an, sodass der **Nehmende** über eine bogenförmig zur Seite beginnende, ebenfalls runde und anschließend nach oben gerichtete Bewegung den Apfel von oben (Handrücken nach oben gerichtet) her ergreift. Bei beiden Bewegungsarten werden die Schultern miteinbezogen, allerdings wird die Schulter bei der Armbewegung der Nehmenden weiter geöffnet.

Es lohnt sich, diese Art und Weise des Gebens im Alltag auszuprobieren und so entsprechend zu üben – mit *Herz* versteht sich.

# FÜHREN UND FOLGEN

## Partner-Übung

Das Herz ist wie gesagt das *führende* Organ in unserem Körper. Um die Eigenschaft einer Führung zu erleben bzw. diese bewusst zu erfahren, folgt nun eine Partnerübung. Denn um *führen* zu können, brauchen wir jemanden, der *folgen* kann und will. Hierzu finden sich am besten wieder zwei in etwa gleich große Partner zusammen.

Um in dieser Übung den fließenden Charakter zu unterstützen, könnte eine schöne und harmonisch klingende Musik ausgewählt werden, die den Bewegungsfluss und die *Freude* an der Bewegung erweckt und unterstützt.

**1. Phase**

Die Partner stellen sich jeweils mit etwas Abstand gegenüber, sodass die Handflächen sich leicht berühren. Einer der Partner „übernimmt" nach Absprache die Führung (darauf müsste allerdings bei den meisten Anleitungen kaum hingewiesen werden, denn viele Menschen scheinen lieber zu führen als zu folgen). Die Bewegungen sollten langsam ausgeführt werden und in jede Richtung so erfolgen, dass der Partner im Handkontakt bleibend leicht folgen kann. Auch sollten die Bewegungen eher einfach und weniger kompliziert sein, weil dann die *Lust* zu folgen größer ist, denn die ist wichtig für ein gutes Miteinander! Bis jetzt haben die beiden Partner sich gegenübergestanden und die Bewegungen im Stand ausgeführt.

**2. Phase**

Als Nächstes folgt die Anleitung, in die Führung auch Schritte in jedwede Richtung einzubauen, ebenfalls langsam und eher kleinere Schritte als zu große, Hoch- oder Tiefgehen kann ebenso dazugehören.

**3. Phase**

Nach entsprechender Zeit folgt der **Führungswechsel** bei den jeweiligen „Paaren".

**4. Phase**

Ist dann diese Übung zu Ende, werden die Teilnehmer gebeten, sich mit etwas mehr Abstand als zuvor voreinander zu stellen und die gleiche Übung **ohne Berührung**, also mit etwa 10 cm Abstand der Hände, auszuführen. Hier beginnt wieder der Partner, der zuerst geführt hat, mit den Bewegungen, aber eben ohne Kontakte der Hände, anschließend auch wieder mit langsamen Schritten.



**5. Phase**

Nachdem auch hier die Führung wieder gewechselt wurde, wird die Übung beendet und es wird zu einem verbalen Austausch innerhalb der Paare angeregt.

# BEWEGUNGSIMPROVISATION IN TAIJI-QUALITÄT

## Gruppen-Übung

Bei der nächsten Übung, die in der Gruppe erfolgt, *spielen runde* Bewegungen eine *Rolle*. Hierzu ein kleiner Ausflug, wie er normalerweise oft im Sommer gemacht wird, in die Theaterwelt:

Theater heißt ja auch Schaustätte, also etwas anschauen. Es wird also etwas, das von innen kommt, nach außen gebracht, nach außen transportiert oder befördert, „jemand spielt eine Rolle". Hinter der Maske verbirgt sich die wahre „Natur", das eigene „Ich", das „Herz". Beim Improvisationstheater z. B. wird mit den *Impulsen*, die aus der *Frühlingsenergie* kommen, gearbeitet. Sie werden auf direktem Weg nach außen gebracht, also „ausgedrückt". Um in der Sprache der chinesischen Denkweise zu bleiben, fördert hier die Mutter (Leber/Impulse) das Kind (Herz/Freude).

Um zur Gruppenarbeit zu kommen, braucht es eine spielerische Stimmung. Diese kann zum Beispiel durch geöffnete Fenster und zur Bewegung einladende Musik erzeugt werden. Lust zur Bewegung darf sich direkt einstellen.

Eine Zeit lang ermuntern wir uns durch unseren Ausdruck in der „freien" Bewegung, die raumgreifend sein kann, gerne auch im kommunikativen Kontakt mit den anderen Tanzenden, jedoch ohne Berührung untereinander bzw. miteinander. Berührung findet hier über die Augen (Frühling) im offenen Raum (Sommer) statt.

Danach erfolgt die Einladung, sich vom Außen – dem Yang – zu verabschieden, um sich dem Eigenen zu widmen, d. h. sich nach innen

– dem Yin –, dem Herzen zuzuwenden und besonders den eigenen Rhythmen im ganzen Körper zu folgen. Mit dieser Art von Bewegung erreichen wir u. a. die *Gefäß- und Meridian*-Ebenen, die in dieser beschriebenen Stunde die hervorragende Rolle spielen.

Am Ende dieser Einheit kommen die Teilnehmer aus dieser ihrer Wahrnehmung zurück, beenden ihren Tanz, bilden als Gruppe einen Kreis und begeben sich in die Grundstellung. Hier die Augen schließen, den Schwerpunkt nach unten in die Füße verlagern, die Wirbelsäule aufrichten, um dann dem inneren Schwingen nachzuspüren und zur Ruhe zu kommen. Danach werden die Augen wieder geöffnet.

# SPIELEN MIT DEM ENERGIEBALL

## Gruppen-Übung

Eine andere Übung in der Gruppe ist das Spielen mit dem Energieball. Dazu reiben wir zuerst die Handinnenflächen eine Weile aneinander, um einen Energieball zu erzeugen. Hier gilt es danach als Erstes die Handflächen voneinander langsam zu lösen, um den Energiestrom zwischen den Handflächen wahrzunehmen. Die Empfindung dahin entwickelt sich am besten, wenn wir die Hände sanft öffnen und auch sanft wieder schließen, ohne dass sie sich berühren. Der Abstand kann mit verstärkter Wahrnehmung eines Energie- oder auch Qi-Gefühls vergrößert werden.

Manchmal hilft auch die Vorstellung eines Gummibandes, welches zwischen den Händen gehalten wird, wie es sich auseinanderziehen lässt und wie es die Hände danach wieder zusammenzieht.

Nach einer kleinen Zeit werden die Handflächen so zusammengeführt, als würden sie einen kleinen Ball zwischen den Händen fühlen, und die Hände beginnen dann mit diesem Ball zu spielen. Der Energieball wird in den Händen gedreht und vorsichtig von allen Seiten betastet. Wir lassen ihn spielerisch groß und wieder klein werden und setzen uns zugleich im Tiefgang und im sogenannten TaiJi-Schritt in Bewegung. „Versunken im Spiel“, so wie Kinder es zu tun pflegen, spielen wir weiter mit unserem Ball, der mal groß oder klein ist. Das heißt, jeder ist mit seiner *Aufmerksamkeit* ganz bei sich im *achtsamen* Spiel.

Wir beenden dieses achtsame Spiel, in dem wir unsere Aufmerksamkeit nach außen lenken, wenn möglich dabei mit der inneren Wahrnehmung *eins* zu bleiben, also innerlich mit unserem Gefühl verbunden zu sein.

Im Außen begegnen wir nun wieder unseren Mitmenschen, die wie aus einem versunkenen Spiel erwacht wirken und auch den Kontakt im *gemeinsamen* Spiel suchen. Dazu brauchen wir die Bereitschaft, uns von unserem „Spielball" zu lösen, diesen in andere Hände zu legen oder zu geben. Möchten wir mit einer Person spielen, die etwas weiter entfernt ist, so wäre die Distanz kein Hindernis, denn über andere hinweg oder zwischen anderen hindurch können wir uns gegenseitig „die Bälle zuwerfen". Vielleicht wäre zu erwähnen oder zu erinnern, dass wir mit leichten Bällen spielen, so ähnlich, wie wenn wir mit Luftballons spielen würden. Auch hier haben wir wieder ein Spiel von Geben und Nehmen, dieses wird im nächsten Kapitel *Spätsommer* auch eine *Rolle* spielen.

Zum Beenden begeben wir uns langsam, jeder wieder mit sich selber und dem eigenen Ball spielend, in den Kreis, kommen dort mit und bei uns an – der imaginäre Ball darf in den „Schoß" geholt werden –, gehen in die Grundstellung und spüren nach.

Für die spielerischen Bewegungen in dieser Übung ist die Kenntnis des TaiJi- oder Bogenschrittes hilfreich (siehe gleich nachfolgend).

# DER BALL

Du Runder, der das Warme aus zwei Händen
im Fliegen, oben, fortgibt, sorglos wie
sein Eigenes; was in Gegenständen
nicht bleiben kann, zu unbeschwert für sie,

zu wenig Ding und doch noch Ding genug,
um nicht aus allem draußen Aufgereihten
unsichtbar in uns einzugleiten:
das glitt in dich, du zwischen Fall und Flug
noch Unentschlossener: der, wenn er steigt,
als hätte er ihn mit aufgehoben,
den Wurf entführt und freiläßt -, und sich neigt
und einhält und den Spielenden von oben
auf einmal eine neue Stelle zeigt,
sie ordnend wie zu einer Tanzfigur,

um dann, erwartet und erwünscht von allen,
rasch, einfach, kunstlos, ganz Natur,
dem Becher hoher Hände zuzufallen.

Rainer Maria Rilke

## Der TaiJi- oder Bogenschritt

### Exkurs

Wir machen erst einmal einen kleinen Ausflug in die Welt des TaiJi. Eine der häufigsten Fragen, die mir als TaiJi- und QiGong-Lehrerin gestellt werden, lautet: „Worin besteht der Unterschied zwischen QiGong und TaiJi?"
Kurze Antwort:
Im QiGong werden die Übungen im Stehen aus der Grundhaltung heraus ausgeführt mit maximal einem Schritt zur Seite oder einem Schritt in die Diagonale. Hierbei ergibt sich eine innere Wahrnehmung und Konzentration auf die Meridian-Ebene und die Meridian-Punkte. Es gibt z. B. Die 8 Brokate, Herz-QiGong, Lungen-QiGong, Stilles QiGong (z. B. Kranich-QiGong) und Bewegliches QiGong (z. B. 18 Bewegungen Teil I und auch Teil II). Dies als eine allgemeine, einfache Beschreibung.

Im Unterschied dazu *laufen* wir im TaiJi eine Form, sozusagen *in* einer Form. Und es gibt viele verschiedene Formen, z. B. als Handformen die 24er Form, oft benannt als Peking-Form, und die 48er Form, sowie z. B. auch Fächer- und Schwert-Formen. Innerhalb dieser Formen gibt es verschiedene Stile, z. B. Yang-Stil, Chen-Stil und andere.

Hieraus erkennen wir schon, dass TaiJi mit vielen Schritten einhergeht. Beim sogenannten TaiJi- oder Bogenschritt erfolgt zu Beginn einer Form aus der Grundhaltung heraus eine Gewichtsverlagerung auf das rechte Bein, das linke Bein wird herangenommen um den Bogenschritt in die 45 Grad-Diagonale auszuführen. Dabei wird der Fuß mit der linken Ferse in die diagonale Richtung aufgesetzt und das Gewicht (ca. 70 %) wird langsam nach vorne auf den Fuß verlagert (das Knie sollte nicht über den großen Zeh hinausweisen). Danach erfolgt sogleich wieder ein Gewichtswechsel auf das hintere rechte Bein, sodass der linke Fuß auf der Ferse mit der Fußspitze geradeaus nach vorne gedreht und gesetzt werden kann. Nun wird das Gewicht vollständig auf das linke Bein/Fuß verlagert, wobei gleichzeitig der rechte Fuß zum linken Fuß herangezogen wird und der nächste Bogenschritt nach rechts vollzogen werden kann. Dadurch, dass dies abwechselnd Schritt für Schritt in einer immer gleichbleibenden Höhe (Tiefgang) ausgeführt wird, kommt es zu einem fließenden, weichen Gang, der verschiedenste flexible Bewegungen im Oberkörper ermöglicht. Natürlicherweise werden diese Schritte in einer Form vorwärts sowie auch rückwärts ausgeführt.

*Nach unten fest wie die Erde, nach oben leicht wie der Himmel.*

# SCHWINGÜBUNG AM BODEN

## Partner-Übung

Es folgt eine Partnerübung, wo der passive Partner den Qi-/Energie-Fluss auf der Meridianebene bzw. durch den Körper fließend empfinden und in seine subjektive Wahrnehmung bringen soll.

Hierzu legt ein Partner (A) sich auf eine Matte auf den Rücken (am besten dadurch, dass er aus der Schrittstellung mit den Knien den Boden berührt, so wie bei der Feldenkrais-Arbeit am Anfang im Winterkapitel beschrieben) und lässt die Beine langsam auf den Boden gleiten. Dann die Füße locker auseinanderfallen lassen und das Auflagegefühl wahrnehmen.

Der andere Partner (B) begibt sich zu den Füßen des auf dem Boden liegenden Partners, am besten auf einem Sitzkissen, nimmt die Füße bei den Fersen in die Hände und beginnt mit einem ganz sanften Zug zu sich hin gefühlvoll die Wirbelsäule des Partners leicht zu dehnen, von der Halswirbelsäule bis zum Steißbein. Die Füße danach wieder ablegen und folgend mit den Händen von oben auf die Füße Richtung Knöchel fassen. Jetzt beide Füße in die gleiche Richtung hin und her bewegen, sodass eine Schwing-Bewegung entsteht, die sich von den Füßen über den ganzen Körper bis nach oben entwickelt, sodass (meistens) der Kopf auch die Bewegung aufnimmt und anfängt, sich leicht nach links und rechts zu bewegen.

Alles hängt mit allem zusammen und so ist es leicht zu verstehen, dass diese Übung dann gut gelingt, wenn der am Boden liegende Partner (sich) loslassen und sich anvertrauen kann. Diese Fähigkeit wird später noch beim Thema Herbst besprochen.

Es sollte darauf geachtet werden, dass die Schwing-Bewegungen nicht zu kräftig oder zu stark sind, weil die Halswirbelsäule und der Kopf mitbeteiligt und diese bekanntlich sensible Bereiche sind, die mit Vorsicht behandelt werden sollten. Also:
miteinander angepasst arbeiten!

Zum Ende der Übung mit der Schwingungsfrequenz zurückgehen, zur Ruhe kommen, den in Schwingung gebrachten Partner nachspüren lassen. Der in Bewegung gebrachte Qi-Fluss wird meistens als ein angenehm durchströmendes, energetisiertes Körpergefühl wahrgenommen und empfunden.

Die aktiven Partner können diese Ruhephase ebenfalls nutzen zur Besinnung des eigenen Körperempfindens und im „Nichts-Denken". Es folgt ein kurzer verbaler Austausch, nachdem der behandelte Partner nach einer ihm genehmen Methode sich langsam aufgesetzt hat. Hierfür unbedingt gut Zeit lassen!

Danach findet der *Partner-Wechsel* für die gleiche Übung statt.

*Anmerkung:*
*Ich habe einmal eine sogenannte Qi-Maschine kennengelernt, wo die Füße aufgelegt werden und durch eine Hin-und-her-Bewegung der Maschine der Körper in Schwingung gebracht wird. Die zuvor beschriebene Methode durch Menschenhand ist deutlich angenehmer und sinnvoller, da es für den aktiven Part (B) auch das Ein-fühlungsvermögen schult und übt.*

# FELDENKRAIS-ARBEIT

## Übung für den Schulter-Arm-Bereich

Alternativ eine weitere Übung am Boden aus der Feldenkrais-Methode für den Schulter-Arm-Bereich. Hierbei liegen alle Teilnehmer auf Matten auf dem Boden.

Die folgende Übung soll den Schulter-Arm-Bereich (Herz-Dünndarm-Meridiane u. a.) in eine gelöstere Verfassung bringen. Neben einer verbesserten Durchgängigkeit durch „geöffnete" Gelenke auf der Ebene der Durchblutung und dadurch einen verbesserten Stoffwechsel werden die Bewegungen bei dieser Übung den Schulter-Arm-Bereich entlasten. Sie können auch besonders die Empfindung einer Energetisierung bis in die Fingerspitzen hinein bewirken.



## „Geöffnete" Gelenke

### Exkurs

In der Körperarbeit begegnen wir immer wieder den Begriffen *öffnen* und *schließen*. Da alles auf sinnlichem Erleben und Erfahrung beruht, wird ein Erleben geöffneter Gelenke beim QiGong dadurch hergestellt, dass wir zum Beispiel in den Knien einsinken und das Schließen der Gelenke eher ein Durchstrecken ist. Das Gleiche kennen wir aus der Grundhaltung bei Schulter, Ellenbogen und Handgelenken, was geöffneten Gelenken entspricht.

Bei Feldenkrais-Übungen erleben wir im besonderen Maße eine intensive Wahrnehmung der Körperempfindung und des Körpererlebens, weil für kleinste und feinste Bewegungen Zeit und Raum zur

Verfügung steht. Dadurch haben wir es hier mit einer relativen Zeitempfindung zu tun und, um in einem Bild zu sprechen, könnte man sagen, wir schauen nach innen wie durch eine Lupe. Eine bewusste Öffnung der Gelenke kann dann geschehen, wenn ein Öffnen und Schließen der Gelenke sich schon in der Wahrnehmung etabliert hat, wie wir es im QiGong zum Beispiel von der Grundhaltung her kennen oder sich dieses eben besonders durch die Feldenkrais-Arbeit einstellt. In der vorgestellten Übung betrifft es die Schultergelenke. Diese können, wenn sie „geöffnet" sind, den Energiefluss in die Arme und im Weiteren über geöffnete Ellenbogen bis in die Hände ermöglichen und somit kann es dann zu einem (guten) *Hand*eln bzw. zu einer *Hand*lung kommen.

**Der Anfang** ist, wie immer in der Feldenkrais-Arbeit, das Auflagegefühl wahrzunehmen, also wie ist die jetzige „Lage". Wo liegt der Körper auf und wo hat der Körper keinen Bodenkontakt? Wie ist die Lage der Schultern und der Schulterblätter und wie ist dort das Auflagegefühl im Besonderen?
Dann werden die Teilnehmer gebeten, die Beine heranzuziehen und die Füße schulterbreit aufzustellen, sodass die Knie weder nach innen noch nach außen fallen. Die Arme etwa im 90° Winkel bequem zur Seite legen, die Handinnenflächen liegen am Boden.

Die anleitende Person sollte jetzt die Frage stellen, ob die Schultern möglicherweise nach oben gezogen sind, wenn ja, dann vielleicht die Schultern in eine komfortablere Position bringen.

Wie fühlen sich jetzt, nach der veränderten Lage, die Schulterblätter, der Schultergelenksbereich, die Oberarme, die Ellenbogen, die Unterarme, die Handgelenke und die Hände inklusive der Finger an? Wie ist in diesem Bereich das Auflagegefühl, der Bodenkontakt?

**Phase 1**

Die Teilnehmer werden nun gebeten, ihre Aufmerksamkeit zu den Daumen zu lenken und diese vom Boden abzuheben, es folgen die Zeigefinger, die Mittelfinger, die Ringfinger, danach über die kleinen Finger den ganzen Arm drehen, beginnend mit einer Drehung zuerst aus dem Handgelenk, dann Ellenbogen und Schulter, sodass am Ende die Handrücken am Boden liegen. Weiterhin werden die Teilnehmer gebeten, innerlich zu schauen, ob sich die Bewegung noch weiterführen lässt, sodass sich jetzt ggf. von den kleinen Fingern abhebend die Hände noch weiter drehen lassen, sofern es ohne Anstrengung eben möglich ist. Damit es nicht zu einem Anstrengungsgefühl im Verharren kommt, gleich daraufhin anleiten, den gleichen Bewegungsweg zurückzunehmen, das heißt die Hände wieder von den kleinen Fingern aus (Finger für Finger) in die Ausgangsposition zurückbringen. Hier folgt jetzt eine kleine Ruhephase, eine Pause.

**Phase 2**

Als Nächstes folgt die Aufforderung, zuerst den kleinen Finger vom Boden zu heben, danach den Ringfinger, den Mittelfinger, sodass die Hand über den Daumen in die andere Richtung gerollt wird, wobei der Bewegungsumfang nicht so groß sein wird wie zuvor in die andere Richtung. Die Bewegung sogleich wieder zurückführen, die Handinnenflächen liegen wieder am Boden. Anschließend erneut eine Pause.

**Phase 3**

Danach folgt die für Feldenkrais typische Aufforderung, die gleichen Bewegungen in der *Vorstellung* auszuführen. Wir beginnen mit der Bewegung, die wir am Anfang gemacht hatten, nämlich den Daumen, Zeigefinger usw. abheben zu lassen, dann wieder zurückzukommen und eine Pause machen.

Nach der Pause die Bewegung wieder *aktiv* ausführen lassen. Möglicherweise hat sich dadurch ein verändertes Bewegungsgefühl eingestellt. Auch darf an dieser Stelle darauf hingewiesen werden, dass die Bewegung sich aus einer völlig entspannten Schulter heraus entwickelt, gegebenenfalls begleitet mit der Vorstellung, dass die Arme nur über lockere Fäden mit dem Schultergelenk verbunden sind. Hier gibt es einen Spielraum für die Vorstellungsbilder, die jeder Anleitende aus sich heraus nutzen könnte.

Die Bewegung in die *andere Richtung* erfolgt ebenso in der Vorstellung nach dem gleichen Muster, danach wieder die aktive Bewegung anleiten.

**Zum Abschluss** könnten die Teilnehmer aufgefordert werden, mit ihrem möglicherweise neu dazugekommenen Spielraum, also meistens eine sich leichter anfühlende und entspanntere Bewegung im Schulter-Arm-Bereich zu spielen und diese *erweiterte* Erfahrung im Bewegungsumfang in ihr Bewusstsein zu bringen.

Nach dieser Bewusstseinsarbeit – Moshé Feldenkrais selber sprach von einer *Bewusstheit* durch Bewegung – finden wir einen erlernten und gewollten Weg, uns rollend aufzusetzen, z. B. über den Rücken (Blasen-Meridian/Winter) oder über die Seite (Gallenblase/Frühling). Im aufgerichteten Zustand, also im Sitzen, kann ein kurzer Austausch über das Erlebte erfolgen.

Wir erheben uns anschließend von unseren Plätzen und gehen, nachdem wir die Matten weggeräumt haben, im Kreis durch den Raum, weil wir uns jetzt noch einmal dem *Rhythmus* im Gruppenerleben mit einer Übung im Gehen zuwenden wollen.

# „INDIANERTANZ“

## Gruppen-Übung

Wir gehen vorerst langsam und ruhig im Kreis mit bewusster Wahrnehmung der Füße und **folgen der vor uns gehenden Person** in gleicher Schrittfolge und Tempo. Nach einer Weile erfolgt durch die anleitende Person ein zweimaliges kurzes Anstoßen oder Anklopfen auf dem Boden mit der Ferse (tapp, tapp), welches gut hörbar sein sollte, danach ein Aufsetzen mit der ganzen Fußsohle (taam), und dann folgt sogleich der Wechsel zum anderen Fuß. Hier als Erstes wieder mit der Ferse anstoßen/anklopfen und danach mit dem ganzen Fuß bzw. der Fußsohle im gleichen Takt, im gleichen Rhythmus weitergehen wie zuvor.

Ungefähr so: Tapp, tapp, tam … – tapp, tapp, tam ... usw.

Es braucht eine gewisse Zeit, bis sich der Rhythmus in der Gruppe eingespielt hat. Meine Erfahrung ist, dass Beharrlichkeit und Geduld hier von Vorteil sein können.
Während dieser rhythmischen Gehweise immer wieder auf eine lockere Haltung hinweisen, insbesondere ist die Entspannung des Kiefergelenks von Bedeutung. Also locker lassen, die *Zungen*spitze liegt hinter den Frontzähnen am Gaumen; denn die kleinen Erschütterungen, die der Gang auslöst, sollten sich möglichst wellenförmig von unten nach oben bis unter die Schädeldecke ausbreiten. Ferner werden hiermit alle Zellen des Körpers erreicht. So wird dieses Erleben zu einer energetischen Ganzkörpererfahrung der besonderen Art.

Zum Beenden dann langsamer und stiller in den Bewegungsabläufen werden und diese Übung ausklingen lassen …

## Zusammenspiel von Feuer und Wasser

### Exkurs

Die vorangegangene Übung zeigt uns neben der rhythmischen Erfahrung noch einmal die Verbindung zum Wasserelement (Sonderorgan Gehirn), dadurch, dass wir durch die Betätigung der Füße eine Aktivierung des Niere/Blasenmeridians vornehmen. So gehen wir in einen Kontakt zum Boden, in dessen Tiefe ja das Wasser lagert.

*In der höchsten Höhe, im Sommer,*
*ist auch die tiefste Tiefe, der Winter, verborgen.*

Denken wir hierbei noch einmal daran, dass, wenn genügend „Wasserenergie" (Nieren) im Winter gespeichert wurde, im Sommer für die „Feuerenergie" (Herz) genügend Kühlung und Erfrischung bereitsteht, wo es ja zu vielen Aktivitäten, zum Verströmen und Verteilen von Energie in dieser absoluten *Yang*-Phase kommt. In der Natur kommt es in dieser Zeit häufiger zum Beispiel zu Waldbränden und wir sind froh, wenn dann genügend Löschwasser vorhanden ist. Der Mensch ist bekanntlich auch Natur, es gelten bei uns die gleichen Gesetze!

Hier sprechen wir über Gegensätze, die uns *vergegenwärtigen* können, dass wir hier auf Erden in einer Welt der Polaritäten leben. Eine geeignete Übung, bei der wir gut etwas über Gegensätze lernen können, nämlich durch ein Gegenüber oder eben gegenseitig im Miteinander, ist die folgende Übung:

# YIN UND YANG-TANZ

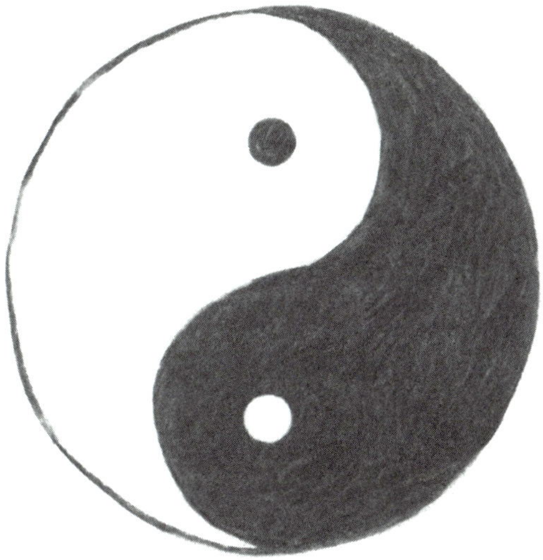

## Partner-Übung

Für diese Zusammenarbeit suchen sich zwei Partner und werden sich einig, wer zuerst den **Yang**-Part übernimmt. Der andere „stellt", im wahrsten Sinne des Wortes, den **Yin**-Part, indem er sich nun ruhig, ohne Bewegung hinstellt als Markierung einer Mitte. Es wird jetzt eine Yang-Musik gespielt, die auch etwas lauter sein darf, aber angemessen, damit auch Menschen, die hörempfindlich sind, gut mitmachen können.

Der Yang-Part tanzt nun ausgelassen um den Yin-Part herum. Es wird sozusagen um eine ruhige, neutrale Mitte (siehe nächstes Kapitel Erde/Spätsommer) „herumgetanzt". Die Teilnehmer in der Mitte werden aufgefordert, ihre Gefühle in diesem neutralen „So Sein" in dieser *relativen* Ruhe wahrzunehmen. Das Ende der Übung mit einem langsamen Ausklingen der Musik einleiten. Wenn dieses geschehen ist, kommen auch die Yang-Teilnehmer zur Ruhe und spüren nach.

Dieser Teil der Übung unter dem Yang-Aspekt gehört zum Sommer. Es folgt der Partner-**Positionswechsel**, wohlgemerkt kein *Rollentausch*, die jeweiligen Partner bleiben beim Yin- und beim Yang-Part und dem entsprechendem Gefühl.

Dazu wird eine ruhige, eher langsame und leise Musik ausgesucht und der Yang-Part stellt sich nun in die neutrale Mitte, von der aus er jetzt das Geschehen eines ruhigen Tanzes des Yin-Parts, also dem Winter, um sich herum beobachtet und empfindet. Was mag das für ein Gefühl sein nach dieser Vorerfahrung im ausgeprägten Yang-Erleben? Möglicherweise ein „unbeschreibliches" Gefühl?

Für den Yin-Part gilt es nun auch eine weitere, eine *erweiterte* Erfahrung zu machen, nämlich die, dass die Ruhe, die Stille aus der relativ unbeweglichen Position der Mitte mithineingenommen werden kann in eine Bewegung im Außen, die von Ruhe durchdrungen ist. Dieser Tanz zeigt sich jetzt in Zeitlupen-, in TaiJi-Qualität. Diese Phase symbolisiert den Winter. Zum Ende hin die Musik wieder ausklingen und alle Teilnehmer zur Ruhe kommen lassen.

*Anmerkung zum* ***Rollentausch****:*
*Die Körpererfahrungen des Yin- und Yang-Erlebens durch diesen Tanz können sehr intensiv sein und es kann sinnvoll sein, den Rollentausch erst in einer nächsten Stunde zu machen. Dann erst wird also der vorherige Yang-Part den Yin-Aspekt und das Yin-Gefühl erleben und der vorherige Yin-Part erlebt den Yang-Aspekt mit dem Yang-Gefühl und jeweils alle damit verbundenen Körperempfindungen.*

# GEMEINSAMER TANZ

## Gruppen-Übung

Alternativ oder danach kann ein gemeinsames freies Tanzen folgen. Eine Musik mit starkem Yang-Charakter, die noch einmal alle Teilnehmer einlädt, sich „ausgelassen" zu bewegen, könnte aufgelegt werden. Vielleicht entsteht eine Lust über diese Musik in Kontakt mit den anderen Tanzenden, also in ein Miteinander zu kommen. Zum Beenden die Musik ausklingen lassen, durch den Raum gehen und im Gehen zur Ruhe kommen, sich dann im Kreise versammeln, die Augen schließen, den Boden und damit die Verwurzelung spüren (Yin-Phase erleben).

*Anmerkung:*
*So kann die Yin-Phase bewusst erfahrbar werden. Dieses Erleben sollte am Ende der Unterrichtsstunde durch verbalen Austausch zur Sprache kommen, da durch diese Übungen die Polaritäten von Yang und Yin, also Aktion und Ruhe, Sommer und Winter, in den Empfindungen leicht nachvollzogen werden können.*

# QIGONG-ÜBUNGEN ZUM THEMA SOMMER

Wie an jedem Ende einer Stunde können auch hier wieder Übungen aus den *18 Bewegungen* (wie nachfolgend beschrieben) oder ganz besonders hier zum Sommer passend Übungen aus dem *Herz-QiGong* (Bildtafel und DVD Lena Du Hong, www.lebenspflege.de) genommen werden.

Die Körperarbeit soll ja, wie gesagt, u. a. eine Basis sein, um in die Bewegungs-Qualität des TaiJi und QiGong zu kommen und auch dafür, sie leichter auszuführen und nachzuvollziehen.

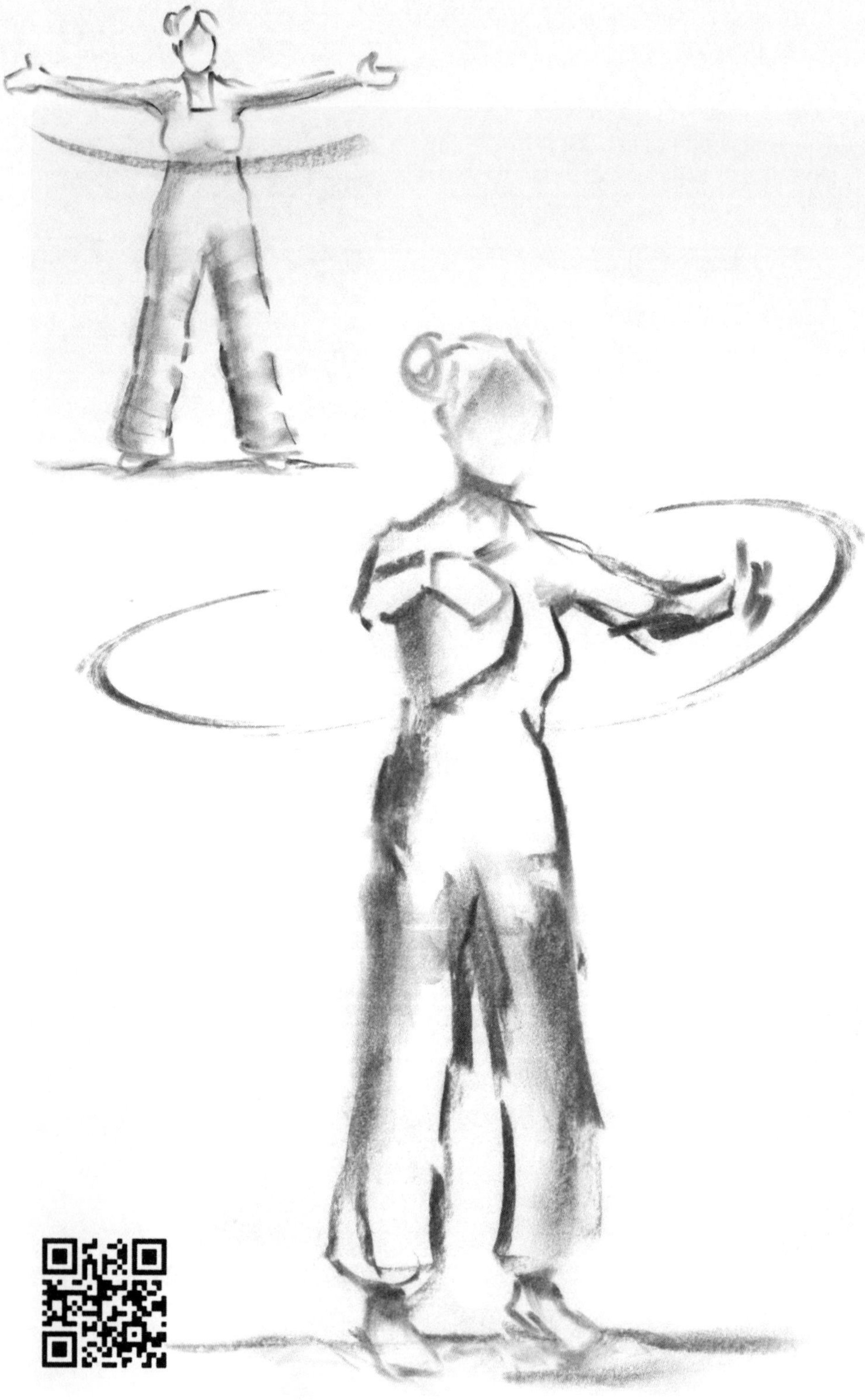

2. Bewegung:

# DIE BRUST ÖFFNEN UND WEITHERZIG SEIN

## QiGong-Übung

Neben der Pflege der Lungen kann diese Übung besonders eingesetzt werden, um den Herz-/Dünndarm-Meridian und den Herzbeutel/Pericard-Meridian aktiv sinnlich wahrzunehmen. Zum einen wird die Aufwärtsbewegung von den Schulterblättern her vorangebracht und durch das spiralförmige Drehen der Arme wird die Blut- und Meridian-Ebene angeregt, zum anderen werden die Arme von der Mitte der Brust zur Seite in die Länge ausgedehnt (wir begegnen hier dem Prinzip der Ausdehnung mit einem entspannten Ausdehnen in die Länge), und beim Setzen der Handgelenke wird der Punkt He 7 (ShenMen, Tür der Heiligkeit) durch leichtes nach außen Drücken aktiviert und sinnlich wahrgenommen. Die innere zentrierte Aufmerksamkeit leitet am Wendepunkt der Bewegung die Wahrnehmung von den Handrücken und den Außenseiten der Arme zu den Innenseiten der Handgelenke Pc 7 (DaLing, Großer Hügel) und zu den Innenseiten der Arme sinnlich zusammenziehend an (wir erinnern uns an die Übung, wo wir mit dem Ball spielend das Ausdehnen und das Zusammenziehen in der Bewegung wahrgenommen haben).

Auch hier erleben wir das Qi-Gefühl zwischen den Handflächen und den Innenseiten der Arme intensiv auch sinnlich mit unserem Herzen verbunden. Sind die Hände vor der Brust wieder angekommen, werden sie vom kleinen Finger He9 (ShaoChong) und Dü1 (ShaoZe) aus, wieder Finger für Finger gedreht, bis die Handflächen nach unten zeigen, die Arme werden dabei Gelenk für Gelenk spiralförmig mitgedreht, um dann nach unten in die Ausgangsposition zurückgeführt zu werden.

6. Bewegung:

# RUDERN AUF DEM SEE

## QiGong-Übung

Auch wenn bei dieser Übung die Aufmerksamkeit besonders der Herzbeutel-, also der Pericard-Meridiane, betont ist durch das Drücken der LaoGong-Punkte (Pc 8), so dient sie doch insgesamt der Pflege des Herzens und der Lunge. Schon durch das Dehnen der Arme nach hinten, dem Heben der Arme nach oben und der damit verbundenen Öffnung der Schultergelenke mit Rotieren der Arme nach vorne, ergibt sich eine Massage der Punkte He1 (JiQuan) und Herzbeutel Pc 1 (TianChi, himmlischer Teich) und eine Aktivierung der sinnlichen Wahrnehmung dieser Meridiane und der Schulterblätter (Dünndarm- Meridiane) insgesamt. Nach Beenden dieser Bewegungen den Körper aufrichten und innerlich alle Gelenke schwingend entspannen, um den Qi-Fluss auf der *Meridian-Ebene* und im gesamten Körper sinnlich wahrzunehmen.

7. Bewegung:

# EINEN BALL VOR DER SCHULTER TRAGEN

## QiGong-Übung

Diese Übung wurde schon bei dem Thema Frühling vorgestellt. Da sie das Fließen des Meridian-Qi bewirkt und die physiologische Regulierung zwischen Herz und Niere harmonisierend reguliert, kann sie gut an dieser Stelle eingesetzt werden (Beschreibung siehe S. 109).

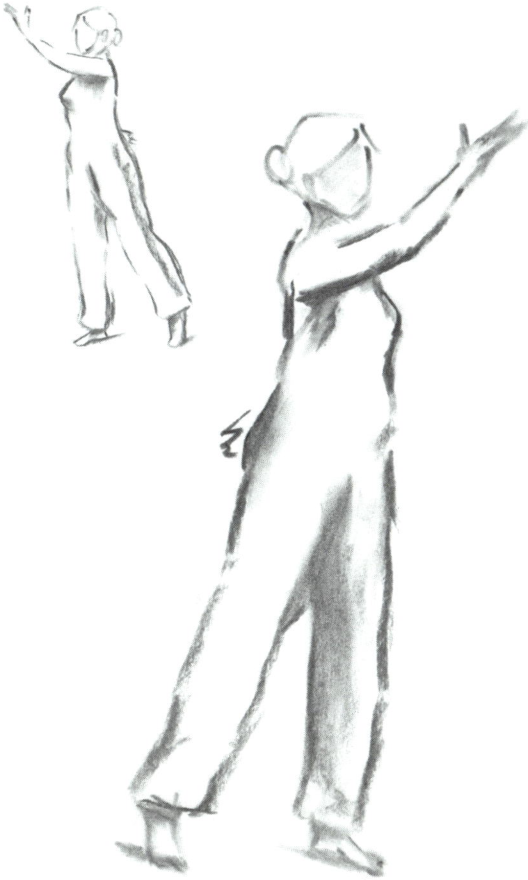

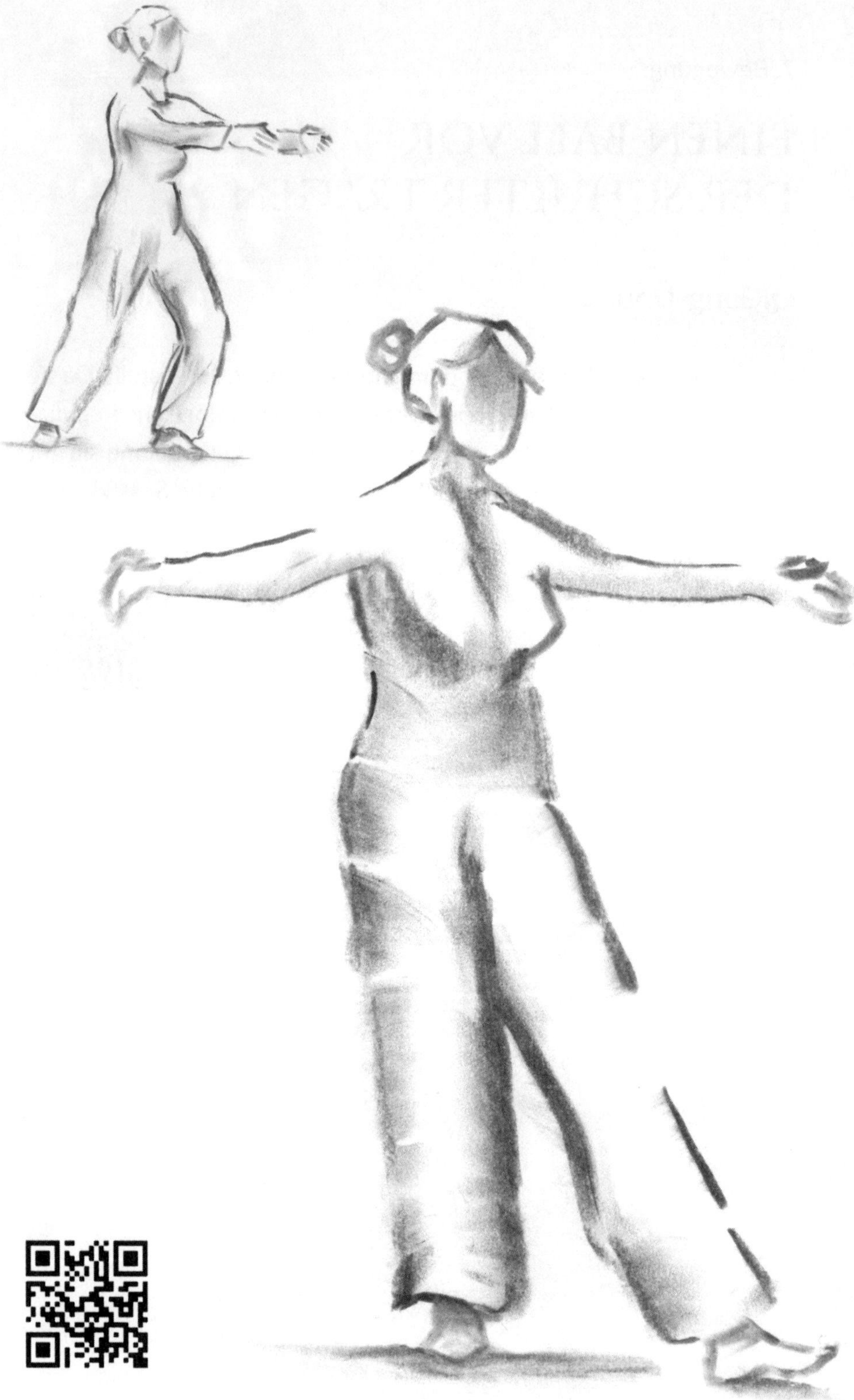

13. Bewegung:

# FLÜGEL ÖFFNEN

## QiGong-Übung

Bei dieser Übung, wenn sie nicht im Zusammenhang mit den anderen 18 Bewegungen durchgeführt wird, einen Bogenschritt machen, der aus der Grundhaltung erfolgt, indem das Gewicht auf das rechte Bein verlagert, der linke Fuß herangezogen und im 45 Grad Winkel im Bogen diagonal zur Seite gesetzt wird. Hierbei wird zuerst mit der Ferse aufgesetzt (siehe Seite 137, TaiJi/Bogenschritt).

Den vorerst zusammengezogenen Schulterblättern in der Anfangsbewegung folgt mit dem seitlichen Heben der Arme mit der Vorwärtsbewegung eine Ausbreitung und Ausdehnung der Schulterblätter, wenn die Arme (Flügel) vor die Brust geführt werden. Gleichzeitig erfolgt in der dynamischen Bewegung des Beckens im Verlaufe der Übung mit der Gewichtsverlagerung der Füße bzw. Beine eine weiterhin aufrechte Haltung des Oberkörpers. In der Rückwärtsbewegung mit dem Heranführen der Hände zur Brust und dem Ausbreiten zur Seite kommen ca. 80 % des Gewichts auf das hintere Bein und bei der Vorwärtsbewegung etwa 70 % auf das vordere Bein. Während der Übung kommt es zu einem wohltuenden, ganzheitlichem Körper- und Bewegungserleben, gleichzeitig wird so die Pflege des Herzens und eine Beruhigung des Geistes ermöglicht.

Der bleibende feste Kontakt der Füße am Boden während der Bewegung ist ein spürbarer Hinweis zum Wasser-Element, zur Tiefe. Die Arme (die Flügel) erfahren die Öffnung des Sommers und es kommt auch zur *Rundhaltung* vor der Brust, das Runde als ein Symbol für den Sommer.

Am Ende der Bewegungseinheiten könnte auch ein Sommer-Lied gesungen werden. Dazu vergegenwärtigen wir uns noch einmal, dass das Lachen zum Herzen, zum Sommer gehört.
Dazu bilden wir wieder einen Kreis und singen den Kanon:

**„Lachend, lachend, lachend kommt der Sommer über das Feld…"**

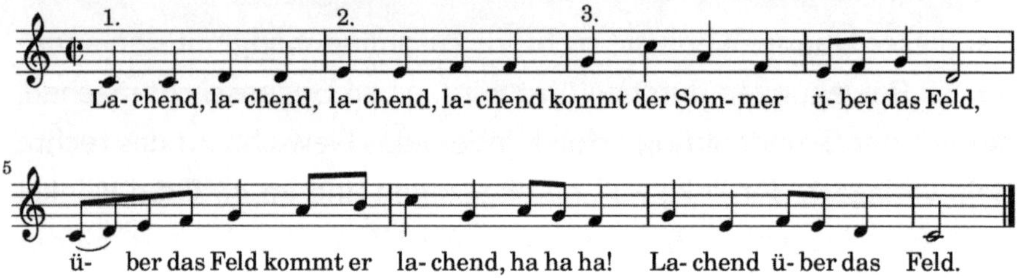
1.
2.
3.
La- chend, la- chend, la- chend, la- chend kommt der Som- mer ü- ber das Feld,
5
ü- ber das Feld kommt er la- chend, ha ha ha! La- chend ü- ber das Feld.

# ABSCHLUSSRUNDE

Die anschließende Abschlussrunde könnte alle Herzens-Themen zum Inhalt haben, alles das, was uns am Herzen liegt, auch alles das, was uns in dieser Stunde oder auch Stunden in „diesem Sommer" bewegt und berührt hat. Wir könnten dem *Raum* geben, was sich vielleicht noch scheu in uns und in unserem Herzen zurückhält.

Hierzu dient wieder eine Zeit der Einkehr, der Innenschau, die in jeder dieser Runden einen guten Platz finden sollte. Mit der Zeit wird gelernt werden, über den bewussten Kontakt mit dem Körper grundsätzlich zu empfinden, hier im Besonderen, welche „Herzensangelegenheiten" erst einmal ruhen oder verdaut werden wollen und welche verbal hervorquellen, also praktisch nicht mehr aufgehalten werden können oder aufgehalten werden sollen.

Hier können wir auch auf den Volksmund hinweisen, der davon spricht, dass das „Herz auf der Zunge" getragen wird.

Auch um das Prinzip des **Polaritäten-Ausgleichs Yin und Yang** zu verdeutlichen, kann das Besprochene dienen, nämlich insofern, dass ja bekanntlich Feuer durch Wasser gelöscht wird. Wenn es z. B. zu einem ungehemmten Redefluss kommt (Rede kommt über die Zunge und ein Fluss besteht aus Wasser) oder einem nicht zu beendenden Lach-Anfall (*Hysterie*), dann wäre das ein Zeichen für einen Mangel an Nieren-Qi oder dem Wasser-Element, und damit infolge gibt es im Verhältnis also relativ gesehen zu viel vom Feuer-Element. Der harmonische und natürliche Ausgleich von Feuer und Wasser ist gestört. Hier braucht es also eine Stärkung des Wasser-Elementes, welches wir durch Ruhe, genügend Schlaf, Meditation und QiGong erreichen können.

In Bezug auf die vorher beschriebene Situation der Abschlussrunde mit der Einkehrzeit, der Ruhephase, wo innerlich geschaut werden konnte, was möchte gesagt und was möchte zurückgehalten werden, braucht es u. a. eine Entscheidungsfähigkeit (Holz-Element) und einen kräftigen Willen (Wasser-Element), die hier sinnvoll eingesetzt werden können. In diesem Zusammenhang können hier auch die Worte „Will-kürlich" und „Un-will-kürlich" einmal beleuchtet werden.

### Exkurs

Wer beim Lesen Lust hat, gedanklich mit zur Quelle zu wandern, kann dieses hier tun:

Die *Quelle* (**Wasser**) unserer Empfindungen ist im **Winter**, in unserem Unbewussten, in unserem Unterbewusst*sein* verborgen, ebenso in der Tiefe der Materie, der Erde und dem Körper. Das **Gehirn** nimmt Impulse aus dieser „Welt" des Körpers und seiner Zellen auf, transformiert bzw. verarbeitet sie und funkt oder sendet diese Sensationen an den Empfänger, die **Leber**, den **Frühling**. Hier befinden wir uns in der Welt der Emotionen. Je nachdem, wie durchgängig, wie entspannt diese Welt ist mit all dem, was dazu gehört, nämlich Sehnen, Muskelansätze, Faszien usw. (Element **Holz**), können über dieses System, welches ja über den ganzen Körper verteilt ist, die emotionalen Informationen zum nächsten Organ, dem **Herzen**, dem Element **Feuer**, dem **Sommer**, gelangen.

Herrscht hier eine relative Bewusstheit, soll heißen, ein ruhiger Geist (immer noch keine Gedanken!) und damit eine gute Gelassenheit, dann könnte „hier und jetzt" eine gewisse Sortierung vorgenommen werden. Hierzu dient die Funktion des Dünndarms (dem Yang-Partner-Organ des Herzens) der Verdauung, sowohl der stofflichen Nahrung als auch der seelischen Nahrung und seelischen Einflüsse. Sortieren kann dann gelingen, wenn die Vorbedingungen eine gute Qualität aufzeigen, also eine gute Essenz.

Eine in diesem Sinne gute Verwurzelung mit damit verbundener Kraft zur Förderung der Energie (**Niere**), der gut gebahnten Entscheidungen (**Leber**), lässt Klarheit ins Bewusstsein kommen (**Herz**), dieses kann dann danach in Gedanken (Danken) zum Wort (**Milz**) werden, also den Weg über die Zunge in die Menschenwelt nehmen, und das kann dieser gewöhnlich sehr dienlich sein. So steht es dann der Menschheit für die Entwicklung ihrer Weisheits-Bildung und ihrer Wahrhaftigkeits-Empfindung (**Lunge**) zur Verfügung.

Hierin finden wir auch schon einen Übergang zu den nachfolgenden Themen des Spätsommers (Milz) und des Herbstes (Lunge).

Raum für Notizen

# AUS EIGENEM ERLEBEN ZUM KAPITEL SOMMER

Sommer

DAS WIRKEN DER NATUR
ZU ERKENNEN
UND ZU ERKENNEN,
IN WELCHER
BEZIEHUNG DAS
MENSCHLICHE WIRKEN
DAZU STEHEN MUSS:
DAS IST DAS ZIEL.

DSCHUANG DSI

# SPÄTSOMMER IM JAHRESZEITENZYKLUS

Element: ............................ Erde

Organ: ................................ Magen/Milz

Sinnesorgan: .................... Mund, Lippen

Geschmack: ...................... Süß

Geräusch: .......................... Sprechen, Singen

Farbe: ................................. Gelb

Tageszeit: .......................... Nachmittag

Körperzuordnung: .......... Muskeln/Bindegewebe

Emotion: ............................ Vernünftige Denkweise, Sprache, Mitgefühl, Sympathie/Empathie, Geduld, Gelassenheit, Sorge

Thema: ............................... Neutralität, Mitte

Lebensphase: ................... Reifes Erwachsenenalter

Erfahrungsmöglichkeit: Zentrierung, Etablieren, Handeln, Bewegung aus der Mitte, Ernte, Ernährung

Tier: ................................... Bär

# BUDDHA IN DER GLORIE

Mitte aller Mitten, Kern der Kerne,
Mandel, die sich einschließt und versüßt, –
dieses Alles bis an alle Sterne
ist dein Fruchtfleisch: Sei gegrüßt.

Sieh, du fühlst, wie nichts mehr an dir hängt;
im Unendlichen ist deine Schale,
und dort steht der starke Saft und  drängt.
Und von außen hilft ihm ein Gestrahle,

denn ganz oben werden deine Sonnen
voll und glühend umgedreht.
Doch in dir ist schon begonnen,
was die Sonnen übersteht.

Rainer Maria Rilke

# DAS ELEMENT ERDE UND DER SPÄTSOMMER

In dieser „5. Jahreszeit“, dem *Spätsommer*, nähern wir uns nach der chinesischen Denkweise *„neutralem Boden*“ – der *Erde*. Sie ist insofern neutral, als dass alle anderen Elemente aus ihr hervorgehen: Wasser, Holz, Feuer und Metall.

Sie dreht sich um sich selbst, sie ist der Mittelpunkt unseres irdischen Lebens und um sie dreht sich unser Tages- und Nachtlauf. Interessant finde ich, dass es in unserem Sprachgebrauch keine Bezeichnung für die Einheit von Tag und Nacht gibt, zumindest habe ich keine gefunden.

Die Erde dient dem Leben und sie trägt alles ohne Ausnahme! Gerade wir Menschen werden von ihr getragen – so wie wir sind, egal welcher Herkunft, egal welcher *Denkweise* und egal welcher Handlungen. Die Erde spricht ihre eigene Sprache und wir Menschen tun gut daran, ihre Sprache zu lernen, wenngleich unser Erdenleben sehr kurz ist, um den langen Zeitraum der Existenz der Erde zu erfassen oder gar zu umfassen. Wir können uns mit Traditionen befassen, die durch uns Menschen auf dieser Erde ihren Fortbestand haben, allerdings durch uns gewandelt werden, aber oftmals auch vergessen werden.

Betrachten wir in diesem Zusammenhang den Begriff der Traditionellen Chinesischen Medizin und blicken in die Vergangenheit: Diese Medizin ist vermutlich die älteste Medizin, die die Menschheit kennt, und wird seit etwa 5000 Jahren überliefert und praktiziert.
Das ist vielleicht nicht sehr lange in Anbetracht der uns ewig lang anmutenden Existenz der Erde. Jedoch ist diese Art von Medizin eine Erfahrungsmedizin, die von Menschen angewandt wurde und immer noch wird, die mit einer Natur- und Erdverbundenheit und mit vernünftiger Denkweise ausgestattet war und ist.

Das älteste bekannte Lehrbuch, das „Huang Di Nei Jing" ist der Klassiker der inneren Medizin des Gelben Kaisers und ist ca. 300 Jahre vor unserer Zeitrechnung geschrieben worden. Es gilt im Osten wie im Westen heute noch als die wichtigste Grundlage einer fundierten Ausbildung in Traditioneller Chinesischer Medizin.

Die neuere naturwissenschaftliche Medizin der letzten Jahrhunderte dagegen, denn sehr viel älter ist sie ja nicht, dürfte in diesem Zusammenhang eher als „alternative“ Medizin benannt werden.

## Vernünftige Denkweise

Dies ist ein hierzulande weniger gebräuchlicher Begriff, wird allerdings in der chinesischen Sprache und Denkweise gerne genommen, um ein Denken zu bezeichnen, welches in Anbindung daran zum Tun und zum Handeln führt. Viele asiatische Lebensweisheiten haben dieses zum Inhalt, zum Beispiel folgende Zen-Weisheit:

*Sei gegenwärtig in allem, was du tust,*
*denn die einzige Wirklichkeit ist jetzt.*

Mit anderen Worten: Eine angepasste, vernünftige Denkweise tut der **Milz** und dem **Magen,** die ja dem Spätsommer zugeordnet sind, gut und fördert ein gesundes Arbeiten, indem (noch) die Freude des Sommers erlebt wird oder zumindest durchscheint.

Als mein Mann und ich auf einer Gruppenreise 2003 in China waren, ließen sich einige aus unserer Gruppe durch traditionelle Behandler diagnostizieren und immer wieder hieß die Diagnose: *Milzschwäche.* Das war ein Hinweis darauf, dass wir hier im Westen in unserer Gesellschaft zu viel, ja unangemessen viel denken, zu viel grübeln und uns sehr viel sorgen. Gerade nachts, wenn man erwacht und nicht wieder einschlafen kann oder mag, wird das Denken und Grübeln manchmal zu einer Endlosschleife. Immer wieder von vorne kreisen

die Gedanken um ein Thema, um eine Situation, ein Erlebnis oder um einen Menschen. Es kann auch sein, dass eine gewisse Lust am Denken uns vom Schlaf abhält, es kann durchaus einen „Gewohnheitscharakter" haben oder bekommen, denn auch das Denken ist in bestimmter Hinsicht so etwas wie eine „Übung", oft eine Suchübung, z. B. nach einer Lösung.
Das mag erst mal komisch anmuten, *aber unser Gehirn ist ja bild- und formbar und hat eine erstaunliche Plastizität, die sich nach seiner Nutzung richtet.*

Wir werden das, was wir denken – und haben der Tierwelt somit etwas voraus und sollten dieses auch sinnvoll nutzen und gebrauchen. Wichtig ist die Reflexion darüber, und als heilvoll gilt es, das Denken zu beobachten wie zum Beispiel zu Beginn oder während einer Meditation. So ist es erstaunlicherweise möglich, ein Bewusstsein über das Denken an sich zu bekommen.

Wenn so ein Zustand erreicht wird, sprechen wir gewöhnlich von *Gelassenheit* und das kann ein guter *Boden* für unsere Gesundheit und darüber hinaus ein guter Boden für unsere Gesellschaft sein. Liebe, *Mitgefühl* und *Sorg*falt könnten das Leben durchdringen und es lebens-*wert* machen. Und auch unser Glaube, der uns zum und durch das Thema des Herbstes führen wird, bekommt einen guten Boden. *Neutralität* ist für dieses Thema von besonderer und großer Bedeutung.

Wenden wir uns vom Denken (was wir in diesem Moment sicherlich gerade „tun") – vom Denkapparat –, wie es so häufig gesagt bzw. benannt wird, zu den *Muskeln* des Körpers, dann können wir schon jetzt, in diesem Moment, einen Zusammenhang erkennen; denn was auch immer wir denken, es folgt daraus merklich (oder auch unmerklich) eine Reaktion, wenn eine gewisse Aufmerksamkeit vorhanden ist. Unmerkliche Reaktionen können sich später z. B. als gute Stimmung zeigen oder im Körper z. B. als Verhaltungen, Zähneknirschen oder Herzklopfen wahrgenommen werden, die dann oftmals als unangenehm empfunden werden.

## Das DanTian oder „Rote Zinnoberfeld“

In der *Mitte* des Unterbauches befindet sich das untere DanTian, das erzeugende Zentrum der inneren Lebenskraft/-energie. Vielleicht kann man es am ehesten mit einer Batterie vergleichen.

Wenn wir uns den Satz „da, wo deine Aufmerksamkeit ist, da ist deine Energie“ noch einmal vergegenwärtigen, dann können wir uns vorstellen, wie alleine durch Gedankenkraft und mit Aufmerksamkeit dieses Feld, diese Batterie aufgeladen werden kann. Das ist kein Zauberwerk, braucht aber Übung. Letzten Endes ist es ein Phänomen, welches den ganzen Körper mit seinen Zellen insgesamt betrifft. Es ist also eine Bewusstseinsarbeit im und mit dem Körper und wird bei Bewegungskünsten jeglicher Art unterstützt und getätigt.

Beginnen wir mit Bewegungs-Arbeit, dann benötigen wir am Anfang eine neutrale Haltung, aus der es mit innerer Sammlung und Konzentration und dennoch mit Gelassenheit übergeht in die Bewegung, zum Beispiel beim Praktizieren von QiGong oder TaiJi.

*Anmerkung:*
*Diese innere Haltung ist für mich persönlich geradezu lebenswichtig, ist ein Lebens-Mittel geworden. Alle, die meine Arbeit kennen, haben sich mit mir in diese neutrale Haltung und Einstellung begeben, zum Beispiel mit einem Innehalten vor und nach einer TuiNa, einem Gespräch oder einer jeglichen Gruppe. So können (Vor)-Erlebnisse in gewisser Weise neutralisiert werden und wir sind bereit für unser Gegenüber.*

*Diese Haltung kann in jeder Situation im „Geheimen“, im Verborgenen, angewandt werden; unmerklich, wenn es zur Übung im Alltag wurde, und dies geschieht praktisch immer, wenn es tatsächlich und konsequent getan wird. Einher geht diese Haltung mit einer natürlichen Bauchatmung. Hierbei fließt der Atem sanft und regelmäßig durch die Nase in den Körper und kann bei einem entspannt arbeitenden Zwerchfell bis in den Unterbauch (DanTian) sinnlich wahrgenommen werden.*

# GESICHTS-MAGENMERIDIAN-MASSAGE

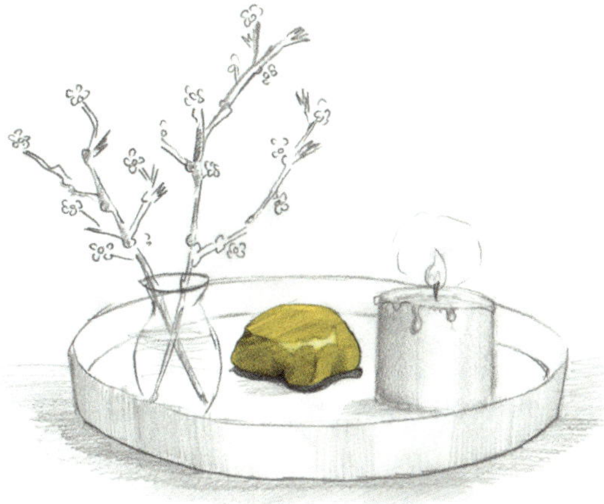

## Übung

Wir beginnen jetzt mit der **Körperarbeit** wieder am Boden sitzend und richten unsere Aufmerksamkeit zunächst auf unsere Magen- und Milz-Meridiane, indem wir mit einer Gesichts-Massage (Magenmeridian) beginnen.

Dazu kommen wir am Anfang erst einmal zur Ruhe, schließen die Augen, nehmen den Atem wahr, wie er kommt und geht, lenken die Aufmerksamkeit auf das Gesicht, ziehen die Gesichtsmuskulatur leicht zusammen und entspannen diese dann wieder. Wir stellen uns innerlich vor, dass die Augenbrauen von der Mitte her „auseinandertreiben".

Danach werden die Augen geöffnet, die Hände auf Brusthöhe angehoben, die Handflächen aneinander gerieben („Händewaschen"), bis Wärme entsteht, dann die Handgelenke leicht lockern, indem die Hände sanft ausgeschüttelt werden. Mit den Mittelfingern ertasten wir am äußeren unteren Rand der Augenhöhle eine kleine Vertiefung, etwa unterhalb der Pupillen. Hier beginnt der Magenmeridian Punkt

Ma 1 (ChengQi, Stelle des Tränenvergießens). Dort beginnen wir mit dem Mittelfinger eine sanfte, punktuelle Massage, die sich neben der Nase fortsetzt nach unten zum Kiefer und über das Kiefergelenk wieder nach oben bis zum Punkt Ma 8 (TouWei, Kopfwinkel). Zwei bis drei Mal wiederholen und danach die Hände wieder aneinanderreiben und mit beiden Handflächen das Gesicht „waschen", also dem Meridianverlauf entlang folgend sanft streichen.

Darauf dem Verlauf des Magenmeridians über den Hals nach unten folgend mit den Fingerkuppen den Punkt Ma 13 (QiHu, Tür des Qi) unter dem Schlüsselbein massieren. Danach wird mit der ganzen Hand der Magenmeridian die Brust entlang mit sanft streichenden/rotierenden Bewegungen nach unten, über die Leisten, den vorderen Außenseiten der Ober- und Unterschenkel entlang bis zu den Füßen, Punkt Ma 45 (LiDui, vor der gefährlichen Grenze) bis zum 2. Zeh (neben dem großen Zeh), wo der Magenmeridian endet, massiert.

Für die Massage des zugehörigen Milzmeridians die großen Zehen zwischen Daumen und Zeigefinger nehmen und diese leicht drückend massieren. Hier beginnt an der Innenseite des Fußes an der Außenseite des großen Zehs der Milzmeridian mit dem Punkt Mi 1 (YinBai, verstecktes Weiß), der jetzt weiter auf der Innenseite des Fußes über den Knöchel und die Innenseiten Beine entlang nach oben mit gleicher Technik wie zuvor beschrieben, massiert wird, wieder über die Leiste und Bauch in Richtung Brust, wo er am Punkt Mi 21 (DaBao, große Umhüllung), auf den Rippen endet.

Wie nach jeder Massage spüren wir anschließend nach.

# GEHEN AUS DER NEUTRALEN MITTE

## Gruppen-Übung

Nach dieser Arbeit am Boden im Sitzen stehen wir spiralförmig auf (siehe Frühling) und gehen durch den Raum. Da in dieser Stunde die *Erde* das Thema ist, kann die Wahrnehmung besonders in die Füße gelenkt werden und dabei die Aufmerksamkeit zuerst auf das Aufsetzen der Ferse und das Abrollen bis zu den Fußspitzen, wo der Magenmeridian endet und der Milzmeridian beginnt.

Auch kann der Hinweis erfolgen, dass die Erde in ihrer Neutralität uns alle trägt, ohne Ausnahme! Wir gehen aus der *neutralen Mitte* unseres eigenen, kleinen Universums, sind mit der Erde verbunden und vereint und gleichzeitig ein Teil von dieser.

Im Weiteren besteht die Möglichkeit, während des Gehens den Moment sinnlich wahrzunehmen, in dem wir im Gleichgewicht sind. Dieser Moment ist nur dann bemerkbar, wenn wir ganz langsam gehen: der Moment, wo beide Füße ganz kurz (kaum) neutral am Boden sind, nämlich bevor die Ferse des hinteren Fußes abhebt. Wir sind im normalen Gang gewohnt, diesen Punkt, diesen Moment zu „übergehen", weil wir ganz selten so langsam und bewusst gehen. Hier können viele überraschende und wertvolle Beobachtungen gemacht werden. Um die neutrale Mitte noch deutlicher in die Wahrnehmung oder auch ins Bewusstsein, ins bewusste Sein, zu bringen, kann entschieden werden, ob der nächste Schritt vorwärts oder rückwärts gegangen wird. (Diese Übung ist ähnlich im Kap. Winter unter „Zentriertes Gehen" mit einem anderen Fokus beschrieben.)

*Hinweis:*

*Für das Gespräch am Schluss der Stunde kann noch einmal an die Entscheidungskraft (den Frühling) erinnert werden, damit die Teilnehmer sich noch einmal der eigenen Entscheidungskraft bewusst werden können. Und dadurch, wenn einige Teilnehmer die Übung schon wiederholt mitgemacht haben, können sie jetzt aus ihrer Erfahrung bei sich vergleichen. Dabei kommt es häufig zu der Aussage: „Heute war der Impuls, den Schritt vorwärts oder rückwärts zu setzen, viel klarer und deutlicher zu spüren" oder auch „Heute ‚ging' es relativ einfach."*

# GRUNDHALTUNG ODER STELLUNG BÄR

## Partner-Übung

Wir wenden uns der Grundhaltung zu, wie im Winter-Kapitel im Exkurs (Seite 49) beschrieben, hier allerdings in Zusammenarbeit mit einer anderen Person. Die Grundhaltung an sich wird hier als bekannt vorausgesetzt.

Die Teilnehmer werden aufgefordert, sich einen in etwa gleich großen Partner zu suchen. Beide stellen sich in die Grundhaltung, der schon erwähnten *Bärenstellung*, egal ob nebeneinander oder voreinander. Beide spüren in diese Haltung „hinein", beide schließen dabei leicht die Augen und öffnen sie nach einem Moment wieder.

Der eine Partner bleibt in dieser Haltung, der andere löst sich aus dieser Haltung und betrachtet seinen Partner in dieser seiner Grundhaltung. Es können nun kleine Hilfestellungen gegeben werden, zum Beispiel kann geschaut werden, ob die Füße schulterbreit am Boden stehen, die Knie leicht gebeugt und nach außen geöffnet sind (wie bei einem Sitzen im Stehen). Wie ist die Wirbelsäule ausgerichtet: Hält sie sich „lotrecht" wie Perlen auf einer Schnur? Wenn ja, dann wäre das Becken schon richtigerweise vom Beckenboden her gesehen leicht nach vorne geschaufelt. Um mit dieser Beckenhaltung zu spielen, kann eine Hand des Beobachters vorsichtig an die Lendenwirbelsäule des Partners gelegt werden mit der Aufforderung „aufzustehen". Wenn die Hand ruhig in ihrer Position gehalten wird, verliert sich der Kontakt der Hand mit der Wirbelsäule. Danach wird der Partner aufgefordert, sich im Stehen wieder „hinzusetzen", das Becken „kippt", sodass Steiß- und Kreuzbein nach unten zur Erde gerichtet sind und die Lendenwirbel sich wieder der Hand des Partners nähern. So ist nun die Wirbelsäule vom Steißbein von unten her Wirbel für Wirbel nach oben bis zum Scheitel ausgedehnt „wie ein feines Band". Dadurch entsteht eine Ausrichtung der Wirbelsäule zwischen Himmel (Yang) und Erde (Yin) und die Hand des Partners wird wieder deutlicher im Lendenwirbelbereich spürbar.

Danach wird die Aufmerksamkeit innerlich vom Partner, in der Grundhaltung selbst auf den Punkt des DuMai-Meridians Du14, (DaZhui, großer Wirbel) am siebten Halswirbel gelenkt bzw. vom Beobachter von außen betrachtet. Durch sanfte Streichbewegungen mit den Händen des Beobachters in alle Richtungen vom DaZhui aus kann sich beim Partner ein verteilendes Gefühl in alle Richtungen einstellen. Damit sich dieses Gefühl auch in die Arme verteilen kann, bis in die Fingerspitzen, wird darauf geachtet, dass unter den Achseln etwas „Platz" gelassen wird. Dabei werden die Schulter-, Ellenbogen-, Hand- und Fingergelenke nach und nach geöffnet, ebenso öffnet sich die Brust mit dem Gefühl, dass die Schultern „auseinandertreiben". Die Handflächen zeigen dadurch zu den Außenseiten der Oberschenkel (Hosennaht) und die Mittelfinger sind zum Gallenblasenmeridian-Punkt Gb 31 (FengShi, Marktplatz der Winde) ausgerichtet. Zum Schluss kann ein Blick auf die Kopfstellung erfolgen. Hierbei soll darauf geachtet werden, dass das Kinn leicht zurückgezogen ist („Kehle verstecken"), sodass die Halswirbel gut ausgedehnt sind, also ebenso geöffnet sind wie die Wirbel der gesamten Wirbelsäule.

Dann werden alle Teilnehmer für eine kurze Zeit zur ganzheitlichen Wahrnehmung bzw. Beobachtung aufgefordert. Meist stellt sich für alle Übende ein Gewinn an Erfahrung ein und es bietet sich an, im Anschluss daran einen verbalen Austausch zu ermöglichen. Ein Rollenwechsel der Partner mit erneutem verbalem Austausch rundet die Übung ab.

*Anmerkung:*
*Diese Übung sollte vorher erklärt und ver„ständ"lich gemacht werden, damit die Teilnehmer wählen können, ob sie das so auch möchten; denn*

*nicht jeder mag betrachtet und/oder korrigiert werden. Damit aber Verständnis für dieses „Üben" geweckt wird, sei darauf hingewiesen, dass es manchmal von Vorteil sein kann, etwas von außen anzuschauen und somit auch eine andere Perspektive einzunehmen, die eine einfühlsame Haltung fördert, um eben etwas erkennen bzw. „verstehen" zu können.*

*Grundsätzlich sei für die Körperarbeit darauf hingewiesen, wie wertvoll und von Bedeutung gerade die Beobachterrolle sein kann. Die Neutralität, die ein Beobachter normalerweise hat (wenn er nicht anfängt, urteilend zu denken), gilt es immer wieder zu würdigen. So können Teilnehmer sich zum Beispiel mit gutem Wissen und Gewissen auch mal eine Auszeit nehmen, auf einem Stuhl oder einer Bank Platz nehmen und sich im Betrachten und im Beobachten üben, denn auch das will gelernt sein.*

# STATUEN-BAUEN

## Partner-Übung

Das sogenannte Statuen-Bauen könnte als Nächstes folgen oder auch anstelle von der zuvor beschriebenen Übung angeleitet werden. Hierzu stellen sich beide Partner voreinander in die Grundhaltung/Bärenstellung und werden sich einig, wer den aktiven Part (A) bzw. den passiven Part (B) einnimmt.

Der passive Part B schließt, wenn möglich, leicht die Augen und lenkt die Aufmerksamkeit nach innen, sodass eine achtsame Haltung entsteht. Part A fasst Part B an den Handgelenken und hebt damit die Arme in eine „Rundhaltung" bis auf Brusthöhe, signalisiert dem Part B durch langsames Loslassen, dass Muskelspannung aufgebaut werden muss, um die Arme „alleine" zu halten, und das mit dem geringsten Aufwand an Energie (mittlerer Tonus). Dies ist die **Ausgangsposition** für die weiteren Bewegungen.

Während die Bewegungen in eine von Part A erdachten Position geführt werden, fassen die Hände deutlich mit einer gewissen Direktheit, also nicht zu sanft, das Handgelenk und den Ellenbogen des Part B, sodass dieser sich sicher und „aufgehoben" fühlen kann, das heißt, es wird immer nur ein Arm des Part B bewegt. Während des Bewegtwerdens versucht Part B (passiv) die Arme und Muskeln locker zu lassen, übt sich sozusagen im Loslassen. Hierauf sollte während der Ausführung der Bewegungen immer wieder von der Gruppenleitung zur Unterstützung hingewiesen werden. Die Übenden schweigen währenddessen, es kommt also keine verbale Aufforderung vom Part A wie zum Beispiel: „Lass doch mal locker"; denn Part B soll ganz bei sich in eigener Erfahrung mit dem Muskelspiel sein. Auch sollte

Part B für sich in sich wahrnehmen, wann und wo den von „außen" vorgegeben Bewegungen entspannt gefolgt werden kann oder wo und wann die Muskeln eher angespannt bleiben. Falls die Muskeln eher angespannt bleiben, wird Part A dies als Widerstand erleben. Lässt Part B die Muskeln bzw. den Arm jedoch locker, wird Part A diesen als schwer in den Händen empfinden.

Ist eine von Part A erdachte Position erreicht, so können vorsichtig und langsam und für Part B doch deutlich spürbar die Hände von Ellenbogen und Handgelenk von Part B weggenommen werden und das ist für Part B das Signal, die Muskeln zum Halten in der jeweiligen Position soweit anzuspannen, wie es nötig ist – nicht mehr und nicht weniger. Hierzu reicht ein mittlerer Tonus. Part A lässt dem Part B Zeit, um sich in die neue Position, in die neue Haltung „einzufinden", bevor wieder mit einer neuen Bewegung begonnen wird. Die Bewegungen erfolgen abwechselnd mit dem linken und dem rechten Arm.

Zum Schluss werden die Arme des Part B wieder in die Ausgangsposition zurückgebracht. Die Augen werden jetzt wieder geöffnet.

Es erfolgt ein verbaler Austausch über das Erleben dieser Übung seitens beider Parts, bevor die Rollen getauscht werden. Wie bei allen Partnerübungen sei hier noch einmal darauf hingewiesen, dass der vorherige aktive Partner in diese Übung nun mit einer gewissen Vorerfahrung hineingeht bzw. sich „hineinstellt", denn die aktive Rolle hat das Einfühlungsvermögen aktiviert, und dieses beeinflusst wiederum unser inneres Erleben und damit unsere innere Haltung und unser (Bewusst-)Sein. Natürlich nimmt der vorherige passive Part B ebenso die Erfahrung an der Übung mit in die Art und Weise, das Gegenüber in „Position" zu bringen.

Aus meiner Sicht und meinem Erleben ist diese Übung immer wieder eine spannende Erfahrung, weil es um Festhalten/Spannung und Loslassen/Entspannung geht.

*Anmerkung:*

*Durch diese Partnerübung soll eine bewusste Empfindung für das Muskelspiel (in diesem Fall der Arme) geschult werden, nämlich durch die permanente Abwechslung von Muskelanspannung im Halten einer Position und Muskellockerung durch Loslassen von dieser, wenn die Position aktiv vom Part A verändert wird. Da das Bewegen der Arme in unterschiedliche Positionen erfolgt, zum Teil der passive Part B in Haltungen gebracht wird, die gewöhnlich eher keiner selbst einnehmen würde und für die in diesem Fall auch keine Verantwortung besteht, erinnert diese Übung an das Bauen von Statuen, und daraus erfolgte der ungewöhnliche Name.*

# FREIES BEWEGEN MIT MUSIK

## Gruppen-Übung

Die bewusste Erfahrung des Muskelspiels aus der vorherigen Übung kann jetzt in freier Bewegung intensiviert werden – in bewusster, neutraler und harmonischer Wahrnehmung. Schöne und freudige Bewegungen liegen dem Sommer zugrunde, daran kann erinnert werden und zusätzlich sollte jetzt darauf hingewiesen werden, die Bewegungen in einem neuen, nun *neutralen* und *gelassenen* Gemütszustand (Spätsommer) auszuüben. Das heißt, ganz bei sich zu bleiben, die Bewegungen fließen zu lassen, mit sich im Einklang zu sein, im Zustand des TaiJi „anzukommen", also ohne etwas nach außen darstellen zu wollen und ohne sich zum Beispiel wie auf einer Bühne (Schauspieler/Sommer) zu fühlen.
Wer auch in sich einen Zustand des Einklangs in der Gruppe wahrnimmt, verbindet sich mit der äußeren Umgebung im Einklang (innen und außen ist Eins, also neutral). So kann auf eine spielerische Art und Weise der Sinn einer neutralen Bewegung bewusst erlebt und „für wahr" genommen werden.

# FELDENKRAIS-ARBEIT

## Die Beckenuhr

Zur Abwechslung folgt eine Übung im Liegen. Jeder der Teilnehmer holt sich eine Matte für die Bodenarbeit und sucht einen guten Weg, sich auf die Matte zu legen. Zwei Wege dazu wurden bereits vorgestellt, der erste im Kapitel für den Winter bei der *Feldenkrais-Übung* dort und der zweite im Kapitel für den Frühling, die Übung *spiralförmiges Aufstehen* bzw. *Hinsetzen*.

Am Boden liegend werden die Teilnehmer aufgefordert, die Füße locker auseinanderfallen zu lassen und das Auflagegefühl wahrzunehmen.

Zuerst wieder die Frage:
Wo liegt der Körper auf, also die Füße, die Beine, das Becken, der Rumpf, die Schultern, die Arme, die Hände, der Hals und wo der Kopf?

Danach die Frage:
Wo ist kein Bodenkontakt zu spüren? Hierzu die gleiche Reise durch den Körper, bei den Füßen anfangend.

Sind diese Fragen gestellt, erfolgt die Aufforderung, die Beine schulterbreit heranzuziehen und die Füße aufzustellen. Die Knie sollten weder nach innen noch nach außen fallen, also neutral und stabil stehen. Die Schultern sinken „in den Boden“, die Arme liegen mit geöffneten Gelenken an der Seite, die Handflächen zum Boden.

## Schaukelbewegung im Becken

Die Teilnehmer arbeiten mit ihrer Vorstellungskraft, mit der Vorstellung, dass das Becken, ihre Mitte, auf der Scheibe einer Uhr liegt: Oben zum Bauchnabel/Lendenwirbelsäule hin liegt die Zwölf (12), unten zum Damm oder Steißbein liegt die Sechs (6), linker Hüftknochen die Drei (3) und gegenüber die Neun (9). Dazwischen „liegen" die anderen Zahlen. Die Teilnehmer werden aufgefordert, das Becken an- bzw. abzuheben und zwar zuerst dort, wo die (6) liegt, also das Steißbein anheben, sodass die Wirbelsäule sich „aufrollt" und sich die (12), der Lendenwirbelbereich, an den Boden drückt. Danach die (12) an- bzw. abheben und dabei die Wirbel zurück zur (6) abrollen lassen. So kommt es zu einer Art Schaukelbewegung.
Es folgt eine Pause, nach der anschließend die Bewegung im Geiste nachvollzogen und danach wieder praktisch ausgeführt wird.

Als Nächstes wird die Übung mit der linken Hüfte, also der Drei (3), ausgeführt:
Hierzu die Hüfte anheben, zurücklegen und dann die Neun (9) anheben und zurücklegen, auch hier entsteht eine Schaukelbewegung. Anschließend eine Pause mit nachfolgender Vorstellungsarbeit im Geiste und danach erneut die praktische Ausführung.

Die Leitung erfragt, ob sich das Bewegungsspiel, also die Bewegung, nach der zwischenzeitlichen Vorstellungsarbeit anders anfühlt, ob es sich verändert hat. Vielleicht mehr Leichtigkeit? Diese Fragen sollten sich die Teilnehmer innerlich beantworten.

Dann folgt wieder eine Pause, um zur Ruhe zu kommen.

## Kreisbewegung mit dem Becken

Anschließend erfolgt die Aufforderung, nacheinander zuerst die Eins (1), dann die Zwei (2), die Drei (3), die Vier (4) etc. bis zur Zwölf (12) anzuheben, danach kurze Pause und noch einmal wiederholen lassen. Auch diese Übung im Geiste durchführen lassen. Zum Schluss wird die „Beckenuhr" noch einmal praktisch durchgeführt und die Teilnehmer kommen zur Ruhe.

Als Nächstes die Beckenuhr „rückwärts laufen lassen", also zuerst die Zwölf (12) anheben (wie zuvor), dann die Elf (11), die Zehn (10), die Neun (9) und so weiter, bis die Eins (1) erreicht ist. Danach alles in Gedanken, in der Vorstellung nachvollziehen lassen, dann wieder innehalten und ein- oder zweimal praktisch ausführen lassen.

Zum Schluss erneut innehalten und das Auflagegefühl wahrnehmen, dann die Beine langsam zum Boden zurückgleiten lassen und das sicherlich veränderte Wahrnehmungsgefühl, besonders im Lendenwirbel- und Beckenbereich, nachempfinden zu lassen.

Nach einer gewissen Ruhephase einen Weg zum Aufsetzen oder Aufstehen anleiten, wie zuvor in den anderen Kapiteln beschrieben.

# KLANGGLOCKE

## Gruppen-Übung

Eine weitere Möglichkeit, am Boden liegend zu arbeiten, ist die sogenannte „Klangglocke". Vor dieser Gruppen-Übung ist es sinnvoll, einige erklärende Worte und Hinweise zu geben. Zum Beispiel darf zu jeder Zeit die Übung unterbrochen werden, sei es durch still liegen bleiben oder sich aus der Runde herausnehmen, sich an die Seite setzen und dort auf das Ende der Übung warten, in der Gewissheit, dass das Herausgehen danach bei Bedarf mit der Gruppe besprochen werden kann. So kann die Leitung diese Übung aktiv mitmachen, sofern die Gruppe ausreichend stabil ist.

Die Teilnehmer und die Person, die die Gruppe leitet, liegen auf einer Matte sternförmig mit dem Kopf zur gemeinsamen *Mitte* mit ausgestreckten Beinen. Die Füße locker auseinanderfallen lassen, das Auflagegefühl wahrnehmen und die Augen wenn möglich schließen. Den Atem im unteren Bauchraum (DanTien) wahrnehmen und mit dem Aus-Atmen das Auflagegefühl und die Schwere des ganzen Körpers am *Boden (Erde)* empfinden.

Danach mit dem Aus-Atmen einen Ton, einen Laut nach „außen" bringen, und zwar so frei wie möglich; das heißt, die Laute kommen und gehen so, wie sie eben kommen und gehen. Dadurch, dass ein jeder sich so mit seinen Lauten frei einbringt, zu unterschiedlichen Zeiten, in unterschiedlichen Lautstärken und in unterschiedlichem Rhythmus, wird eine *Klangglocke* entstehen, wo die Töne verschmelzen, aber auch in unterschiedlicher Stärke allgemein und in ihrer Lautstärke wahrgenommen werden können; nicht nur über das Ohr, sondern auch im ganzen Körper, in allen Zellen, soweit dies in der Wahrnehmung jedes Einzelnen möglich ist. Auch kann ein Verschmelzen des Körpers mit dem Boden als eine Einheitserfahrung damit einhergehen. Schon der Name der Übung weist auf dieses Einheitserleben hin: *nach oben* der Klanghimmel oder wie in/unter einer Glocke, *nach unten* der Boden, der als Resonanzboden dient und wahrgenommen werden kann, und *in der Mitte* der Körper, der in der Verschmelzung mit dem Boden ebenso einer neutralen Wahrnehmung dient.

Nach meiner Erfahrung versiegen die Töne, die Laute, nach einer gewissen Zeit von ganz allein und danach ist oder kann es sehr beeindruckend sein, dem Nachschwingen in der Stille zu lauschen, innerlich und äußerlich.

Zum Schluss der Übung dann langsam die Augen öffnen, durch Dehnen und Strecken oder auch „Räkeln", sich die äußere Umgebung wieder vertraut machen und langsam in eine Sitzposition kommen. Einen verbalen Austausch über diese Übung machen oder diesen mit in die Abschlussrunde nehmen.

*Anmerkung:*
*Während der Klangglocke gibt es also ein weites Spektrum oder auch Feld für ein Empfindungserleben, das unserer Schwingungsfähigkeit dienlich sein und werden kann. Unsere Klangerlebnisse werden oftmals lediglich dem Ohr zugeordnet oder werden damit bewusst oder unbewusst gehört; dabei hören und schwingen aber alle Organe und Zellen mit, wenn wir uns in Klang- und Schwingungswelten befinden und dies ist ja im Grunde permanent der Fall. (siehe auch im Anhang J.E. Berendt, Nada Brahma, Die Welt ist Klang, rororo)*

*Wenn wir wissen, dass Schwingungen bzw. Schwingungsfelder wahre Heilfelder sein können, die der Regulierung und Harmonisierung dienen können, dann sollten wir auch immer daran denken, dass genau das Gegenteil, nämlich eine chaotische Beeinflussung, genauso wirksam sein kann. Das wäre der Fall, wenn wir in unserer Wahrnehmung aus irgendeinem Grund gehemmt sind, uns sozusagen unbewusst in einer Situa-*

*tion wiederfinden, in der uns keine Möglichkeiten der Abwendung und Abgrenzung zur Verfügung stehen. Im extremen Fall denke ich hierbei zum Beispiel an ein sehr lautes Rockkonzert. Man kennt es eventuell aus eigener Erfahrung, dass sich zum Beispiel dann das Herz durch überaus kräftiges Herzklopfen bemerkbar macht, welches durchaus auch als unangenehm empfunden werden kann.*

*So sollten wir in diesem Zusammenhang bedenken, dass Denken an sich oder Denkprozesse oder auch ein nur gedachtes Wort, eine Schwingungswelle (einen Impuls) in Bewegung setzt. Dazu sollten wir uns noch einmal unserer Verant-Wort-ung bewusst werden, wir alle in uns tragen.*

Joseph von Eichendorff hat mit sehr schönen Worten Folgendes und für mich hier sehr Passendes gesagt:

*Schläft ein Lied in allen Dingen,*
*Die da träumen fort und fort,*
*Und die Welt hebt an zu singen,*
*Triffst du nur das Zauberwort.*

# GEBEN UND NEHMEN

## Gruppen-Übung

*Vorbemerkung:*
***Voran sei die Frage erlaubt, ob die Übung auch umgekehrt „Nehmen und Geben" heißen sollte?***

*Denn vernünftigerweise wissen wir, dass nur etwas gegeben werden kann, wenn es zuvor empfangen bzw. genommen wurde. Meine Frage zielt in diesem Zusammenhang auf einen gesellschaftlichen Konsens hin, der oftmals sehr prägend ist für unsere Entwicklungen im Allgemeinen und für unser Gemüt und dessen Empfindungen. Es gilt allgemein als „anständiger", erst zu geben und dann zu nehmen. Das hat vielleicht mit gewissen Moralvorstellungen zu tun. Dabei könnte genauso auch mit dem Gegenteil argumentiert werden, weil in unserer Gesellschaft („Besitzgesellschaft") oft mehr das Haben zählt und das Geben, also das Loslassen (Herbst), eher ein Problem darstellt. Beide Sehweisen sind uns vermutlich nicht fremd, mir scheint allerdings, dass das Nehmen gerade im Sinne des Annehmens in unserer Gesellschaft doch auch gerne öfter gübt werden könnte, damit es in Zeiten, wo wir der Hilfe bedürfen, wie z. B. im Kranksein und anderer Not, auch gelingen kann. Denn dann darf das Geben zu einem natürlichen Alltag gehören. Hier klingt die Tauschgesellschaft an, für beide Seiten sicherlich in diesem Sinne vorteilhaft. Auf jeden Fall könnten sich zu diesem Thema viele Gedanken gemacht werden und eine Bewusstwerdung darüber hätte vielleicht weitreichende Auswirkungen.*

Hier bei dieser Übung **Geben und Nehmen** geht es um eine Bewusstwerdung und Bewusstheit der inneren Empfindungs- und Gefühlswelten. Es geht darum, sich in und aus einer neutralen Position heraus zu verhalten, also sich dem innersten Gefühl, einem inneren

Impuls (Frühling) anzuvertrauen und damit zur Entscheidung zu kommen, will ich nehmen *oder* geben? Damit das gelingt, braucht es Ruhe (Winter) und eine *Bereitschaft und Geduld*, zu warten.

## Zur Übung

Wir sitzen also im Kreis auf entsprechenden Sitzkissen und/oder Stühlen, kommen dort zur Ruhe und schließen die Augen. Die Hände liegen nach oben geöffnet im Schoß oder auf den Oberschenkeln in einer empfangsbereiten Haltung und warten in neutraler Haltung –

**Nehmen oder Geben?**

Jetzt gibt es mehrere Empfindungsmöglichkeiten:

*Wenn jemand zu mir kommt und im Geben meine Hände berührt*, bin ich damit konfrontiert, mich meiner Empfindung hinzugeben, dies mit Dankbarkeit, mit Wohlgefühl und Wohlempfinden, also angenehm (heißt auch angenommen) für mich zu empfangen. Außerdem brauche ich dieses gewisse Vertrauen, weil die Augen geschlossen sind und ich nicht weiß, wer nun gerade zu mir kommt und mich beschenkt; denn dies bleibt/ist ein Geheimnis!
Möglichst nicht blinzeln, sonst gibt es kein Geheimnis mehr.

*Wer in sich aber einen Impuls verspürt, in die Rolle des Gebenden zu gehen*, öffnet die Augen und geht zu der Person, der man (etwas) *geben* möchte.

Die Dauer dieser Einheit ist je nach Stimmung in der Gruppe von der Gruppenleitung zu entscheiden.

*Anmerkung:*
*Ich persönlich habe noch in keinem Fall erlebt, dass es zu einem Unwohlsein bei einem der Teilnehmer gekommen ist – doch sollte diese Möglichkeit immer in Betracht gezogen und dann sensibel behandelt werden. Im Grunde kann davon ausgegangen werden, dass es zu Begegnungen kommt, die aus Sympathie eingegangen werden und damit auch gewollt sind.*

*Auf eine andere Situation möchte ich auch noch eingehen: Es kann durchaus dazu kommen, dass keiner sich „mir" zuwendet, keiner zu mir kommt und mir (etwas) geben möchte. Dieses gilt es anzunehmen, und das wäre dann ein Zustand, ein Gefühl, welches mit einer neutralen Haltung gut zu ertragen ist bzw. als ein „Istzustand" in die Erfahrung eingehen kann. Manchmal gibt es unter dieser Erfahrung einen Zustand des Nichtaushaltens und dann kommt gerne der Impuls oder die Reaktion, doch in die Geberrolle zu gehen und aktiv zu werden. Dies wäre aus meiner Sicht eine völlig verständliche Reaktion, die für die betreffende Person aber ein Geheimnis bleibt, es sei denn, in der Nachbesprechung herrscht eine große Offenheit und es wird darüber erzählt…*

*In der Nachbesprechung dieser Übung bzw. am Ende dieser Stunde könnte es gerade zu dieser Übung viel „Stoff" zum Besprechen geben und in der Klinikarbeit sollte zusätzlich der Hinweis erfolgen, diese Themen gegebenenfalls mit in die Psychotherapie-Stunde, Einzel oder Gruppe, zu nehmen.*

# GESPRÄCH „UM EIN WORT HERUM“

Das nun vorgestellte Gespräch kann zum Abschluss der Stunde genutzt werden oder auch in einem anderen Rahmen, wo mehr Zeit zur Verfügung steht, vollzogen werden. Ich selbst habe dieses Gespräch oftmals am Abend angeboten, wo mir allein dafür eine Stunde oder auch mehr zur Verfügung stand.

Wir sitzen dazu im Kreis, die *Mitte* könnte mit Blumen und/oder einer Kerze geschmückt sein.

Die Aufgabe für den Gruppenleiter ist es, **ein Wort** mit in die Runde zu bringen, oder jemand aus der Gruppe findet aus sich heraus spontan **ein Wort** und stellt es vor.

Am Anfang sollte darauf hingewiesen werden, dass es sich um keine Diskussionsrunde handelt!

Jeder Teilnehmer ist aufgefordert, etwas zu diesem Wort zu sagen, *wenn* sich dazu ein Impuls einstellt. Das kann eine Assoziation, ein Erlebnis, eine Erfahrung oder eine Erinnerung sein. Auch darf Bezug auf das genommen werden, was bis dahin in der Gruppe zu diesem Wort gesagt wurde. Die Gruppenleitung sollte allerdings darauf achten, dass jedwede Beurteilung herausgenommen wird, da es sich ansonsten schnell zu einer Diskussion entwickelt.

So kann das Gespräch in der vorgestellten Weise sehr schön in eine Erzählrunde münden und meine Erfahrung ist eine entspannte und ruhige Atmosphäre, die dem einzelnen Gruppenteilnehmer so sehr viel Raum gibt, um sich in dieser Stunde allein mit sich und dem, was durch die anderen in ihm angeregt wird, zu beschäftigen. Natürlich wird auch so ein *Boden* geschaffen, der Verständnis für den anderen (für das Gegenüber) ermöglicht. Und gerade das kann ein Gefühl von Freiheit schaffen, ein Gefühl, das sich den Luxus erlaubt, ohne Bewertung und ohne Beurteilung zu sein. Wir können verweilen und uns „austauschen", und zwar in einem dafür selbstgeschaffenen Lebensraum.

Wenn wir darüber hinaus das Bewusstsein etablieren, dass in uns jedes **Wort** schwingt und dass diese Schwingungen als eine In-**Form**ation in den Zellen (auch sie haben ihren Mittelpunkt) gespeichert werden, dann könnte der Sinn für achtsames Leben und damit unser Handeln um ein Vielfaches mehr die Welt beeinflussen, sowohl unsere Innen- wie auch dann unsere Umwelt.

Während ich diese Worte niederschreibe, denke ich darüber nach, warum diese Art eines Gesprächs kaum anzutreffen ist. In einem nicht therapeutischen Rahmen könnte es als verschwendete Zeit betrachtet werden und es könnte gesagt werden, dass sich aus einer Unterhaltung etwas „Sinnvolles" ergeben sollte. So lohnt es sich vielleicht auch in diesem Moment und diesem Zusammenhang noch einmal mehr, sich über Sinn (Sinne) Gedanken zu machen. Ich persönlich habe diese Gespräche als durchaus sinnstiftend und sinnhaft erlebt, befriedigender als so manche Diskussion.
In meiner Erinnerung habe ich sie geradezu genossen.

# QIGONG-ÜBUNGEN ZUM THEMA SPÄTSOMMER

Am Ende der Übungen zum Spätsommer möchte ich aus den **18 Bewegungen Teil I** vier Bewegungseinheiten vorstellen, und zwar die Übungen 8, 9, 10 und 18.

Bei diesen Übungen geht es unter anderem um die *neutrale Mitte*, ebenso um die Wahrnehmung der *Erde* unter den Füßen und auch um die sogenannten „Wendegrenzen“ in den Bewegungen, also den Yin/Yang-Wechselphasen, den *Pausen* am Ende der Bewegung und damit auch dem schöpferischen Raum in diesen Pausen. Die Phasen nach dem Zusammenziehen und der Ausdehnung, dem Steigen und Sinken der Lebenskraft (Qi), dem Ein- und Ausatmen, der An- und Entspannung und der Zentrierung und Gelassenheit des Geistes finden hier ihre besondere Bedeutung.

Auch kann in diesem Zusammenhang auf eine weitere Feinheit hingewiesen werden, nämlich, dass bei einer Veränderung der Richtung, einem Richtungswechsel, die Bewegung *innerlich* aus der entgegengesetzten Richtung eingeleitet wird. Das heißt zum Beispiel bei einer nach rechts auszuführenden Bewegung erst den Körper innerlich nach links drehen oder bei einer nach oben gerichteten Bewegung den Körper zuerst innerlich nach unten entspannt sinken lassen, um dann weiter nach oben zu steigen.

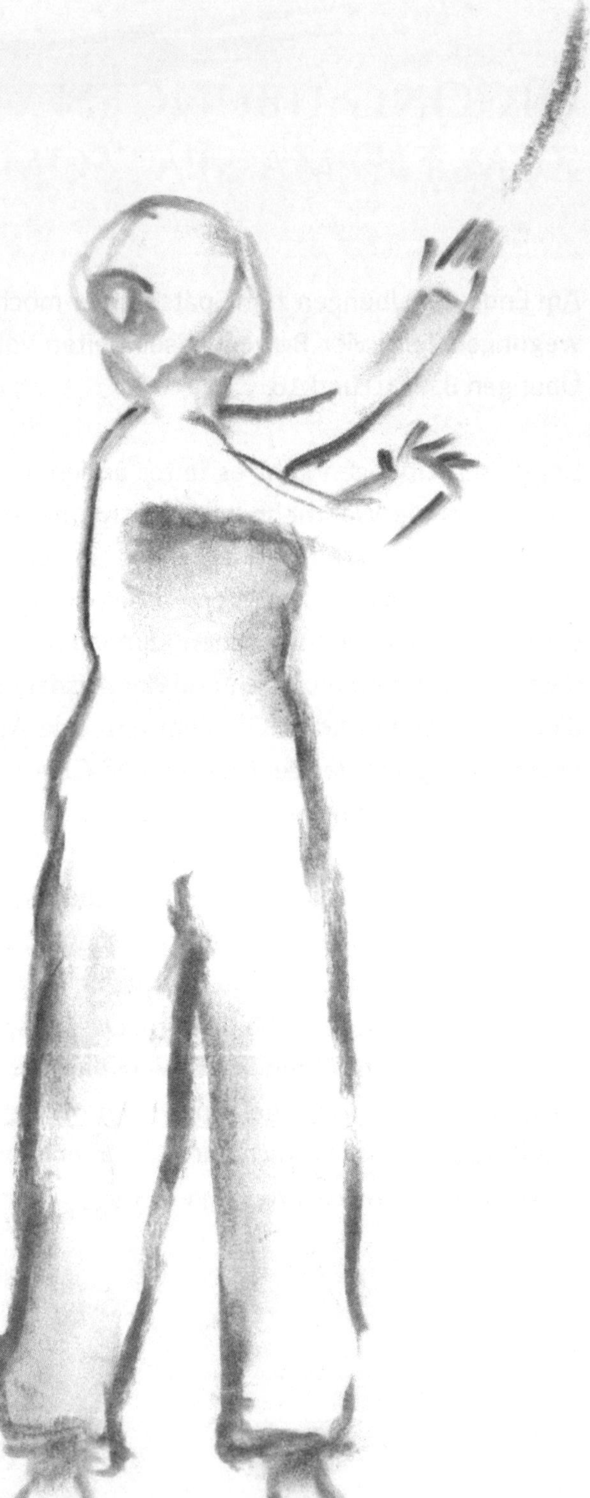

8. Bewegung:

# DEN KÖRPER DREHEN UND DEN MOND ANSCHAUEN

## QiGong-Übung

Diese Übung stärkt die Milz und hat eine *Harmonisierung* des Magens zur Folge. Durch die Drehung des Oberkörpers um die *innere* Achse herum werden besonders diese Organe (u. a. auch Leber und Galle) durch diese Bewegungen massiert.

Zu Beginn aus der *Grundhaltung* heraus die Arme entspannt langsam nach vorne, parallel vor den Unterbauch schwingen, mit den Handinnenflächen nach unten weisend. Im „Reitersitz" mit aufrechtem Oberkörper die Spannung in die Füße sinken lassen. Die Wirbelsäule um die *Mittellinie* (innere Achse) des Körpers leicht schwingend sinnlich wahrnehmen. Mit dem Einatmen die Lebenskraft aus den Füßen die inneren Seiten der Beine entlang hochziehen, den Punkt am Beckenboden Ren 1 (HuiYin, Zusammentreffen des Yin) innerlich leicht heranziehen, die Gesäßmuskulatur anspannen und die Energie im Lendenwirbelbereich Du 4 (MingMen, Lebenstor) sinnlich zentrieren.

Vom Anfang des Steißbeins, Du 1 (ChangQiang, lange Stärke), die Wirbelsäule innerlich nach links drehen und gleichzeitig den Körper aufrichten. Während dieser *Drehung* (die mit einem gewissen Widerstand ausgeführt wird, der bis in die Füße, in die Erde reicht bzw. gespürt wird), schwingen beide Arme im Einklang langsam nach oben. Der linke Arm wird spiralförmig gedreht und bis über den Kopf angehoben, mit der Handfläche schräg nach oben zeigend, der rechte Arm wird gleichzeitig gehoben mit dem Daumen zum Brustbein zeigend. Diese Bewegung des rechten Armes geht aus vom Schulterblatt und der Arm wird Gelenk für Gelenk gedehnt. Der Ellenbogen liegt dabei tiefer als die Hand, deren Fingerspitzen leicht schräg nach oben zum linken Ellenbogen weisen. Die Augen folgen der Bewegung (darauf achten, dass das Kinn unten bleibt, die Halswirbelsäule ist sanft spiralförmig gedehnt) und schauen über die linken Fingerspitzen hinaus „den (imaginären) Mond an".

Am Ende dieser Bewegung zur Seite, die mit Einatmen begleitet wird, noch einmal daran denken, die Finger leicht gedehnt zu öffnen und die Schultern, die Schulterblätter und das Zwerchfell innerlich entspannt sinken lassen und die Wirbelsäule ebenso innerlich noch einmal intensiv nach links drehen, bevor die Bewegung zur Mitte zurückkommt (siehe Abschnitt zuvor mit dem Richtungswechsel/ Wendegrenze).

Hierbei während des Ausatmens die Bewegung vom Lendenwirbelbereich führen, die Arme ausgedehnt nach unten vor den Unterbauch bringen, wobei beide Handflächen jetzt nach unten weisen, dabei die Rippen entspannt sinken lassen und den Körper wieder im „Reitersitz" tief sitzen lassen, jedoch im Oberkörper die aufrechte Haltung bewahren. Die Hände dehnen sich nach der Phase des Ausatmens aus (Pause wahrnehmen), die Füße wurzeln fest in der Erde. So kann ein volles und schweres Gefühl vom Boden her sinnlich erfahren werden. Es folgt die Wiederholung dieser Bewegung zur rechten Seite.

9. Bewegung:

# DIE TAILLE DREHEN UND DIE HAND STOSSEN

## QiGong-Übung

Ausgangsposition ist die Grundhaltung, von der aus der „Reitersitz" eingenommen wird mit an die Taille herangezogenen Fäusten. Aus der *zentrierten Mitte* heraus die Taille nach links in die Diagonale drehen und mit innerer Kraft von der Mitte des Unterbauches die rechte Faust spiralförmig ohne Beschleunigung nach vorne stoßen, die Faust währenddessen langsam öffnen und die Energie in die Handwurzel lenken. Nun weist die rechte Handfläche nach links vorne auf Höhe der Brustwarzen, die Fingerspitzen schräg nach oben. Gleichzeitig zieht der linke Arm bei der Drehung der Hüfte leicht nach hinten und die linke Faust wird festgedrückt. Auch die Augen (Frühling) öffnen sich deutlich und schauen fest über die Fingerspitzen in die Ferne.

Darauf achten, dass die Energie, die innere Kraft von den Füßen aus durch den Körper über die Mitte des Unterbauches in die Brust, Arm und Hand gelenkt wird mit dem Ausatmen. Dabei werden die Muskeln des Unterbauches leicht angespannt. Das alles geschieht mit einer kontinuierlichen Bewegung, also beim Stoßen keine Beschleunigung! Hier die Wendegrenze wahrnehmen, den Körper und die Arme entspannen, dann die rechte Hand vom Daumen aus, Finger für Finger bis zum kleinen Finger drehen. Mit dem Einatmen die rechte Hand locker zur Faust schließen und den rechten Arm in die Ausgangsposition zurückziehen, gleichzeitig die Hüfte soweit zurückdrehen, bis der Oberkörper wieder nach vorne weist. Die Augen nun entspannen und den Blick sinnlich nach innen lenken. In der Mitte des Körpers eine zentrierte und leere Wahrnehmung sinnlich bewahren. Die Haltung für die Bewegung zur anderen Seite beibehalten.
Durch diese Übung werden durch die spiralförmigen Bewegungen

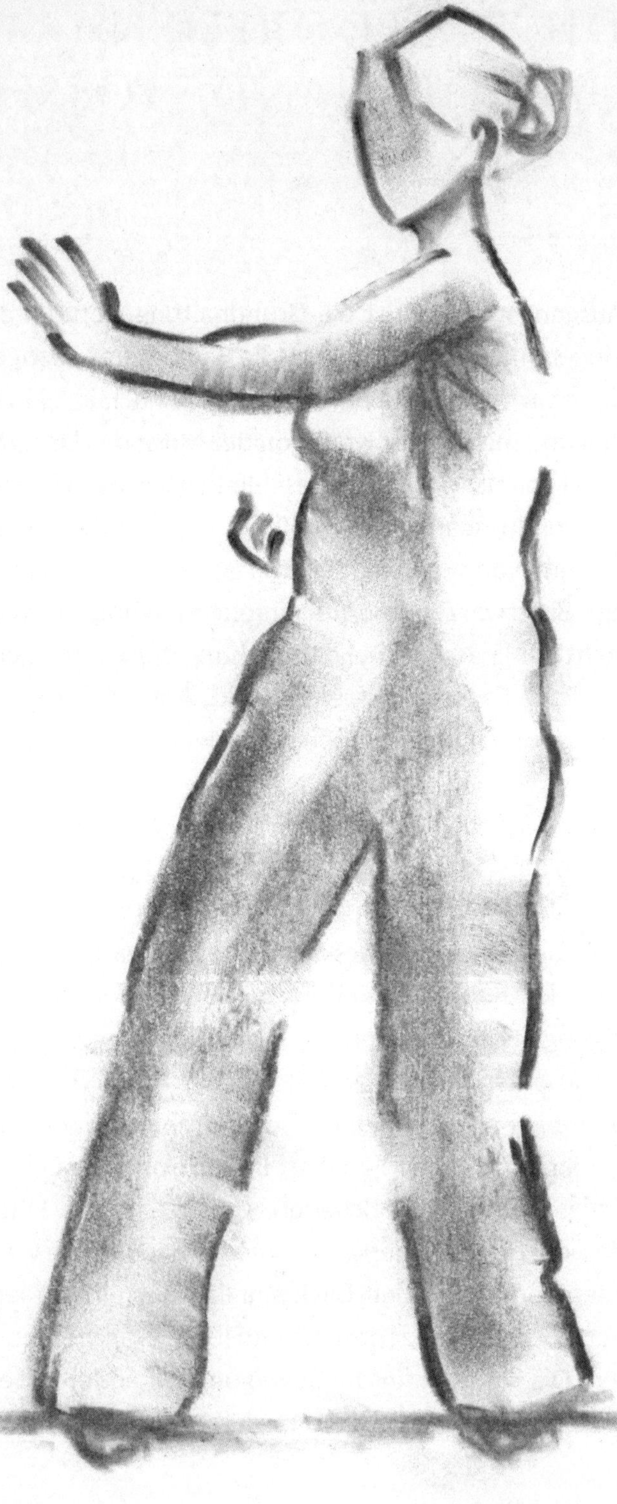

eine Elastizität der *Muskeln* und eine allgemeine Gelenkigkeit des Körpers bewirkt.

Die Betätigung der Augen weist noch einmal auf den Zusammenhang zur Leber, zum Holz hin. Da im 5-Elemente-System das Prinzip der Einschränkung oder Kontrolle der Elemente/Organe untereinander auch gilt, hier z. B. die Tatsache, dass Holz die Erde einschränken bzw. verdrängen oder auch die Erde auslaugen oder trocken werden lassen kann.

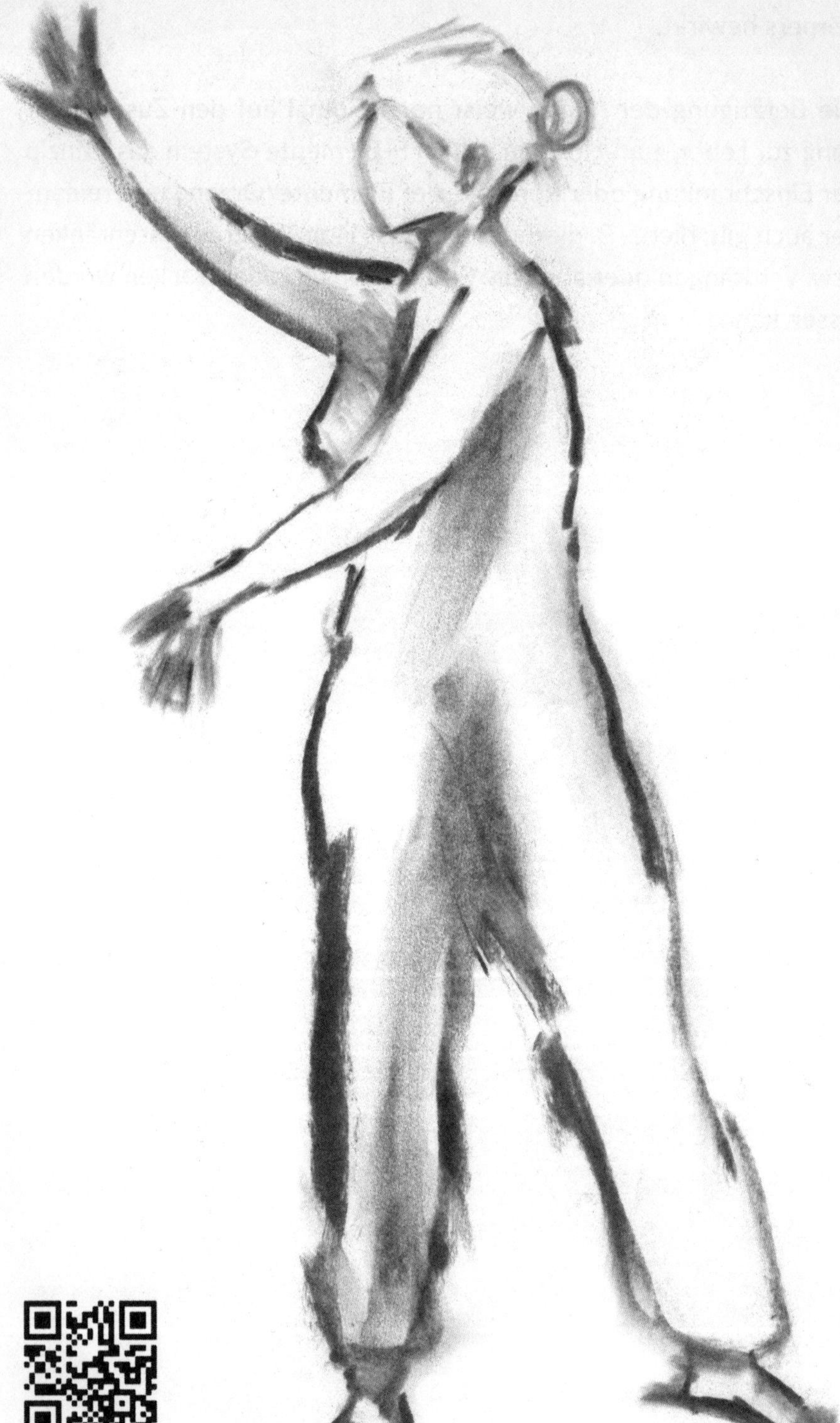

10. Bewegung:

# DIE WOLKENHÄNDE

## QiGong-Übung

Da die Wolkenhände zu den schönsten TaiJi-Bewegungen gehören, sollen sie auch hier im TaiJi/QiGong beschrieben werden. Die Pflege des Magenmeridians dient der Schönheit an sich (besonders beider Meridianzweige im Gesicht durch Massage).

Von der Bewegung 9 kommend kann hier der Übergang zu den Wolkenhänden gut beschrieben werden:

Die Bewegung zuvor endete ja mit dem Stoßen der linken Hand in die Diagonale zur rechten Seite. Die linke Hand wird nun entspannt und die rechte Faust wird am linken Innenarm/Ellbogen entlang vorbei nach rechts angehoben, langsam geöffnet und in die Länge des Körpers nach rechts ausgedehnt. Die linke Hand wird vor die rechte Ellenbeuge geführt und entspannt. Jetzt erfolgt eine *Umkehrbewegung*, sodass der linke Unterarm sich hebt, die linke Hand sich auf Gesichtshöhe anhebt und der rechte Arm sich auf Unterbauchhöhe absenkt.

Aus der *Mitte* das Becken kontinuierlich nach links drehen, wobei die Augen der oberen führenden Hand vorausschauen! Die Bewegung mit unterschiedlicher Qualität der Arme, nämlich oben ziehend und unten leicht drückend nach vorne und dann nach links voranbringen, dabei wird das Gewicht/das Becken langsam kontinuierlich nach links verlagert.

Dann folgt der Wechsel der gleichen Bewegung nach rechts mit Positionswechsel der Hände, also rechte Hand wandert nach oben und die linke Hand nach unten vor den Unterbauch. Diese Bewegung wird mit der rechten Hüfte/Beckenschaufel eingeleitet, und das Gewicht wieder zum größten Teil auf das rechte Bein verlagert..

Während der Wiederholungen der Bewegungen darauf achten, mit dem Becken immer auf einer Höhe zu bleiben!

*Anmerkung:*
*Da diese Bewegungen auf verschiedene Weise komplex sind, also unterschiedliche Wahrnehmung von Anspannung und Entspannung in den verschiedenen Gliedern gegeben ist oder unterschiedliche Drehungen gleichzeitig oder nacheinander und in bestimmter Relation zueinander ausgeführt werden, sei hier auch auf das Erleben in und von Raum und Zeit, in dem Relativität ja eine große Rolle spielt, erinnert. Weiterhin fördern sie praktisch eine gute Entwicklung der „vernünftigen" Denkweise, unter anderem wegen ihrer relativen Kompliziertheit; denn Bewegung, Atmung und Wahrnehmung können damit in einen guten Einklang kommen und dahin zielt ja u. a. die Arbeit mit dem Magen/Milz-Energiekreislauf. Selbst für erfahrene TaiJi- und QiGong-Übende stellt diese Bewegungsfolge eine anhaltende Herausforderung dar, Geduld heißt hier also das Zauberwort.*

18. Bewegung:

# DAS QI IN DEN KÖRPER FÜLLEN

## QiGong-Übung

Auch die letzte der 18 Bewegungen Teil I beginnt in der Grundhaltung. Wenn diese Übung bekannt und eingeübt ist, dann ist es günstig, sie mit geschlossenen Augen zu machen; denn wir gehen davon aus, dass andere Übungen vorangegangen sind und sich im Körper ein energetisierter Zustand etabliert hat. Dieses sinnliche Körpergefühl kann mit dieser letzten Übung wesentlich erweitert und verstärkt werden und trägt besonders zum Abschluss noch einmal zur Stabilisierung der Körper-, Seele-, Geist-Einheit und der *Zentrierung der Lebenskraft in der Mitte* des Körpers bei. Eine Zentrierung nach innen ist immer eine gute Voraussetzung und Unterstützung für alles Weitere.

Zu Beginn leicht einsinken, dann die Arme seitlich langsam hochtreiben lassen (in der Vorstellung mit den LaoGong-Punkten das Qi der Erde hochziehen) bis auf Schulterhöhe und dabei aufstehen. Dann die Arme und Hände entspannen, ebenso auch das Becken. Knie nach außen öffnen und während des dann folgenden Sinkens so tief setzen wie möglich. Die Hände und Arme unten in die Diagonale bringen und spiralförmig drehen, bis die Handflächen nach oben zeigen (schöpfende Bewegung). Die Hände sind nun leicht ausgedehnt geöffnet, die sinnliche Wahrnehmung gleichzeitig zu den fest in der Erde wurzelnden Füßen gelenkt.

In der Vorstellung ein volles und schweres Gefühl (*Yin*) um den Körper herum innerlich anleiten, so als würden tausend Hände das Qi der *Erde* umfassen, dieses mit dem Aufrichten nach oben tragen bis auf Schulterhöhe, wo die Arme zur Seite ausgebreitet werden, um hier die bis dahin sinnliche Empfindung der (*Erd*)Schwere in eine *neu-*

*trale* Wahrnehmung zu verwandeln. Aus dieser *neutralen Mitte* heraus wandern die Arme mit dem vollständigen Aufstehen weiter nach oben mit einem mehr und mehr entspannten Gefühl, was einer hellen, klaren und leichten Wahrnehmung entspricht, einem *Yang*-Gefühl (Himmlisches Qi). Das alles wird von einer sanften und gelassenen Atmung begleitet, verbunden mit einer ausgedehnten und entspannten Körperhaltung und mit einer ruhigen und sinnlichen „Denkweise“ ausgeführt.

Über dem Kopf angelangt bilden beiden Arme eine runde Form um den Kopf herum und die *LaoGong* Punkte zeigen zum Scheitel (BaiHui). Hier wird nun die Lebensenergie, das gemischte *Qi von Erde und Himmel*, mit den Händen sinnlich subjektiv durch den Scheitel in den Körper gefüllt. Im Weiteren sinken die Hände mit den Handinnenflächen nach unten weisend vor dem Gesicht entlang (innerlich wie ein Duschgefühl) bis zum Punkt Ren 22 (TianTu, Himmlischer Vorsprung). Von hier aus werden die Hände leicht zur Seite genommen, die Schlüsselbeine werden dabei innerlich leicht ausgedehnt, ebenso erfolgt eine feine Dehnung des Brustkorbs, sodass die Energie sinnlich wahrgenommen über die Brust, dem Zwerchfell bis in den Unterbauch zum *DanTien* mit einem vollen Gefühl einfließen und zentriert werden kann. Das geschieht mit dem einheitlichen Sinken des Körpers durch langsames Sinken der Arme, wobei die Schulterblätter sich mit nach unten ausdehnen. Die Arme werden danach mit einer spiralförmigen Drehung vor den Unterbauch geführt und bilden eine Rundhaltung. Eine volle Wahrnehmung kann jetzt hier sinnlich etabliert und stabilisiert werden.

Die Übung einige Male wiederholen …
Oder, um die Bewegung zu beenden, den Körper aufrichten und innerlich alle Gelenke schwingend entspannen, noch einmal zur Ruhe kommen, das Körpergefühl sinnlich wahrnehmen, von den Füßen bis zum Kopf und sinnlich bewahren. Danach die Augen öffnen, gerade schauen und klar schauen.

# ABSCHLUSSÜBUNG

Ganz zum Schluss kommt das **Abstreifen** überschüssiger Energie.

Es beginnt mit der „Waschung", dem Reiben der Hände. Diese werden danach als Erstes über das Gesicht, den Magenmeridian entlang nach unten geführt mit einer Streichbewegung bis zu den Zehen. Nach der Aufrichtung des Körpers die Hände wieder reiben, danach im weiten Bogen nach hinten führen und die Hände auf die Nierengegend legen und reiben, danach tief „reingehen" mit dem Gefühl, um die mobilisierte Energie zu speichern. Weiter hinten den Blasenmeridian entlang nach unten streichen bis zu den Füßen. Dann die Innenseiten der Beine nach unten streichen (Yin Meridiane), danach den Gallenblasenmeridian seitlich entlang nach unten streichen, schließlich aufrichten und zuerst den linken und dann den rechten Arm von außen abstreifen.

Den Körper noch einmal ausdehnen, die Füße zusammenstellen und sich mit einem Gruß und einer Verbeugung *bedanken* und gegebenenfalls verabschieden.

Raum für Notizen

# AUS EIGENEM ERLEBEN ZUM KAPITEL SPÄTSOMMER

Spätsommer

RUHE
BRINGT GLEICHGEWICHT
UND LEICHTIGKEIT.
GLEICHGEWICHT UND
LEICHTIGKEIT BRINGEN
INNEREN FRIEDEN UND
GELASSENHEIT.

DSCHUANG DSI

# HERBST
# IM JAHRESZEITENZYKLUS

Element: ........................... Metall

Organ: ............................... Lunge/Dickdarm

Sinnesorgan: .................... Haut, Nase

Geschmack: ...................... Scharf

Geräusch: .......................... Weinen

Farbe: ................................ Weiß/Silber

Tageszeit: .......................... Abend

Körperzuordnung: .......... Haut

Emotion: ........................... Trauer, Mut, trockener Humor

Thema: .............................. Gelassenheit, Gemeinsamkeit, Mitgefühl, Spiritualität, Weisheit

Lebensphase: ................... Alter, Lebens-Herbst

Erfahrungsmöglichkeit: Loslassen, Trockenheit, Struktur, Form, Vertrauen, Glaube, Sammlung, Frieden

Tier: .................................. Kranich

# HERBSTTAG

Herr, es ist Zeit. Der Sommer war sehr groß.
Leg deinen Schatten auf die Sonnenuhren,
und auf den Fluren lass die Winde los.

Befiehl den letzten Früchten, voll zu sein;
gib ihnen noch zwei südlichere Tage,
dränge sie zur Vollendung hin, und jage
die letzte Süße in den schweren Wein.

Wer jetzt kein Haus hat, baut sich keines mehr.
Wer jetzt allein ist, wird es lange bleiben,
wird wachen, lesen, lange Briefe schreiben
und wird in den Alleen hin und her
unruhig wandern, wenn die Blätter treiben.

Rainer Maria Rilke

# DAS ELEMENT METALL UND DER HERBST

Am Ende des Jahreszeitenzyklus steht nun das Element *Metall*.

Die Yang-Kräfte ziehen sich langsam zurück und wie im Frühling kommt es zu Beginn des Herbstes zu einer Gleichheit zwischen Tag (Yang) und Nacht (Yin). Dies ist die Zeit des Gleichgewichtes in der Astrologie, dargestellt durch das Zeichen der Waage. Im Laufe der Herbstzeit verschiebt sich das energetische Gleichgewicht immer mehr hin zu den Yin-Kräften. Auf den Tageslauf bezogen befinden wir uns nun in der Abendzeit, in der die Menschen sich in ihre Häuser zurückziehen. Auf unsere Lebenszeit bezogen sprechen wir vom Lebensabend.

Ich selbst habe meine Kinderzeit in einer den Jahreszeiten angepassten Form verbracht, in der ich in dieser Zeit meiner Großmutter in der Dämmerung in die Stube gefolgt bin und wo sie mir dann Gedichte vorgetragen hat. Später am Abend war unsere Familie dort versammelt mit unterschiedlichen Tätigkeiten: Lesen, Spiele spielen oder Radio hören. An diese Zeiten mit ihren Stimmungen erinnere ich mich persönlich am innigsten in meinem Leben.

Es ist eine Zeit der Heimkehr, eine Zeit der Wieder-Einkehr, in der es möglich wird, sich dem Wesentlichen, dem eigenen Wesen zuzuwenden und sich diesem zu nähern. Auch folgen aus diesem Verlangen oder eben aus einer Sehnsucht heraus instinktiv Zusammenschlüsse und Zusammenkommen von Menschen, um nicht allein zu sein. Hierher passen die Worte des Gedichtes von Rainer Maria Rilke, geschrieben am 21.9.1902 in Paris – siehe linke Seite.

Auch in der Natur ist das Phänomen der *Sammlung* zu beobachten: *Vögel (Kraniche)* finden sich *zusammen*, um *gemeinsam* den Flug nach Süden anzutreten; denn das bedeutet Kräfte sparen bzw. die eigenen Kräfte sinnstiftend einzubringen, um möglichst lange und in diesem Falle weitreichend zu wirken und zu nutzen. Darin liegt eine große Weisheit!

Die *Weisheit* ist dem Element Metall in der TCM zugeordnet und vielleicht hat auch der Wortstamm der Farbe *Weiß* hiermit eine Verbindung, denn die Farbe Weiß ist ebenso dem Metall zugehörig.

Wir können uns an dieser Stelle einmal eine Vorstellung von dem machen, was in der Erde an Metallen gefunden werden kann: Brillanten und Silber, sie erscheinen am ehesten als weiß. Doch auch Eisen, Erz, Gold usw. werden aus der Tiefe der Erde *geborgen*, um es später durch Behandeln zum Glänzen zu bringen.
Das Wort geborgen wurde in kursiv gesetzt, um einen Bezug herzustellen zu unserer Seele und der Zeit des Herbstes, in der der Zugang zur Tiefe (Winter) und *Geborgen*heit eine große Rolle spielt.

In der chinesischen Denkweise gibt es eine Aufteilung unserer Seelenanteile: in die „Hun"-Seele (Element Holz/Frühling/der spirituelle Anteil der Seele) und in die „Po"-Seele (Element Metall/Herbst/der instinktive und an die Körperlichkeit gebundene Anteil der Seele, der mit dem Tod zurück in die Erde geht).

Der Herbst ist durch die Hitze des Sommers natürlicherweise durch Trockenheit gekennzeichnet, das heißt, auf die Erde bezogen, dass die Säfte sich zurückziehen aus den Bäumen und Pflanzen und dass ihr Blattwerk auf die Erde fällt. Die Erde verwandelt alles in Humus und Mutterboden. Dieser dient dann im nächsten Jahr als Dünger. Der Jahreskreislauf wird so beendet und das Wasser, welches sich in die Erde zurückzieht, kann dort gespeichert werden, dient jeglicher Wandlung als Grundlage, sodass alle Prozesse wieder neu beginnen bzw. fortgesetzt werden können.

Analog dazu finden diese Prozesse im menschlichen Körper ebenso statt, denn der Mensch ist Natur. Da vom Energiekreislauf der Meridiane die *Lunge* (Yin-Organ) und der *Dickdarm* (Yang-Organ) zum Herbst gehören und allgemein von der Körperebene her betrachtet ebenfalls die *Haut*, wird dieser im Herbst eine besondere Beachtung geschenkt. Wir kennen alle das Phänomen der trockenen Haut im Herbst. Sie braucht Pflege und Aufmerksamkeit und Streicheleinheiten! Bei diesem Wort fällt es gewiss leicht, sich einen entspannten Zustand vorzustellen oder herbeizuführen.

Die Haut ist unsere zweite Lunge, der Mensch braucht zum Überleben einen großen Teil unversehrter Haut. Das Öffnen und Schließen der Poren ist von sehr großer Bedeutung, zum Beispiel beim Praktizieren von QiGong, aber auch in der Meditation – besonders, wenn hier das FangSongGong (Ausdehnen und Entspannen) vorher praktiziert wurde.
Das *Wei Qi*, das sogenannte Abwehr-Qi, liegt direkt unter der Haut verteilt. Es wird durch Atemübungen gestärkt und verstärkt und kann auf diese Weise als eine Art Mantel dienen, der uns schützt und umhüllt. In den Kampfsportarten wird sogar von einem „*Eisen*hemd" gesprochen. Auf diese Art und Weise haben wir gute Möglichkeiten, unser Abwehrsystem intakt zu halten und eine wunderbare Lebenspflege zu betreiben, auch für die äußere Schönheit, die durch eine feuchte Haut den Teint erstrahlen lässt.

Denken wir jetzt noch einmal zurück an das Thema des *Alterns*, welches mit dem Herbst verbunden ist, und die damit oftmals einhergehende Schwäche, dann kommt doch gleich das Bild einer einfühlsamen Hand in den Sinn, die Hand, die tröstend auf einer Schulter liegt oder der Arm, der sich um diese legt. Sogleich tritt vielleicht auch das Bild eines *traurigen* Menschen vor unser inneres Auge. Natürlich betrifft das jede Begebenheit oder jeden Menschen, egal ob jung oder alt.

Eine sanfte **TuiNa**, mit eben den zuvor erwähnten Streich-Einheiten („Streichen" ist die in der Tuina zum Herbst zugehörige Technik) führt dazu, dass es wieder zu einem Wohlgefühl im Körper kommt (nebenbei gesagt auch im Körper des Behandlers, denn hier gilt das Wort: „Du, das bin ich."), und dass sich wieder ein *angenehmes* Körperempfinden einstellen kann. Es wird also „angenommen". Hinzu kommt der Effekt der Entspannung und der gestärkten Abwehrkraft.

Eine TuiNa hat ihren besonderen Wert also gerade dann, wenn die Schwäche sehr groß ist, wenn also für eigenes QiGong die Kraft fehlt. Wenn körperliche Schwäche vorhanden, aber der Geist noch willig ist, kann in so einer Situation auch wunderbar mit sich selbst das *FangSongGong* (siehe Seite 246), welches zum *inneren QiGong* zählt, ausgeübt werden.
Damit tritt der Zustand der Entspannung, eine Stärkung der Abwehrkräfte, ein leichteres Körpergefühl und damit auch eine gehobenere Stimmung ein.
Mit so einer Stimmung kommt eine gewisse *Leichtigkeit* ins Spiel und jetzt können wir an das Tier denken, welches dem Element Metall, also dem Herbst zugehört: Es ist der *Kranich*. „Der Kranich breitet seine Flügel aus", so heißt es zum Beispiel im TaiJi/Qi Gong oder auch „Wie ein Vogel fliegen".

Nehmen wir jetzt mit und in unsere Seele das Bild eines Adlers auf, der auf einem Berg sitzend seine Flügel ausbreitet, abhebt vom Felsen, sich *vertrauensvoll* in die Lüfte schwingt und sich ebenso voller Vertrauen von dem Luftpolster unter seinen Flügeln tragen lässt, um nach Nahrung zu suchen, oder sich einfach nur gen Himmel oder Richtung Tal gleiten lässt. So sind wir jetzt bei einem anderen bedeutungsvollen Thema angelangt, dem *Vertrauen*.

Ein Blick in unsere Gesellschaft lässt erahnen, wo es überall an Vertrauen mangelt. Vor lauter Orientierung nach außen, welches wir für „die Welt" halten, verlieren wir ganz schnell den Blick für das *Wesentliche* und somit auch den Blick für unser *Wesen*, für und in unsere Seele. Sprichwörtlich „den Wald vor lauter Bäumen nicht zu sehen" könnte ein Hinweis aus der Volksseele sein, den Blick für das Ganze, nämlich nach innen und nach außen, nicht zu verlieren. Ein Rückblick in das vorherige Kapitel (Spätsommer), wo es um das Mitgefühl im Sinne der Sympathie ging, zeigt an dieser Stelle wieder, wie wichtig eine gut ausgebildete Funktion oder Stabilität des „Mutterorgans" ist, damit das alles gelingen kann. Gerade bei dem jetzigen Thema geht es um den Tastsinn, um das Fühlen-Können; an erster Stelle das Fühlen der eigenen Person, des eigenen Körpers, der eigenen Lebendigkeit, des eigenen Lebens, um darüber ein Bewusstsein und eine Bewusstheit für die Mitmenschen und Mitwelt zu erlangen.

Zu all dem steht uns die *Haut* als Austausch- und Kontaktorgan zur Verfügung. Gleichermaßen stellt sich die Haut als unsere sichtbare und äußere Grenze dar. Dies ist allerdings nur die eine Seite der Medaille. Mitgefühl und im Weiteren die Liebe gehen über diese Grenze hinaus und kehren über diese auch wieder zurück in uns hinein, seelisch und/oder körperlich in die tiefsten Tiefen! Sprichwörtlich kennen wir dieses Phänomen als „Gänsehaut", nämlich wenn uns etwas sehr „nahe geht" und seelisch tief berührt.

Eine kräftige *Lunge* als Mutterorgan der Nieren wiederum unterstützt diese dann im Winter (Wasser) und damit die Speicherfunktionen in der Tiefe, also dort, wo sich das Qi, unsere Lebenskraft und Lebensenergie und damit die Kraft zur Wandlung befindet.

Alte Weisheit wusste ein äußeres Tun zu formen, welches All-er-inner(s)tes erreichen musste, um durch dieses Allerinnerste wiederum das Äußere zu wandeln. So kann ein ewiger Kreislauf beschrieben werden oder auch mit den Worten des chinesischen Philosophen Lü Bu We:

*Auf jedes Ende folgt wieder ein Anfang,*
*auf jedes Äußere folgt eine Wiederkehr.*

Hier sollte im Hinblick auf *Weisheit*, die dem Element Metall zugeordnet ist, doch noch eine sehr wichtige Unterscheidung gemacht

werden; denn meines Erachtens nach gibt es neben der Weisheit des Körpers und philosophischen und religiösen Weisheiten eben auch seelische und geistige Weisheit.
Um sich in geistige Weisheit einzufinden, boten und bieten für mich persönlich der Weg der Meditation und das Ausüben des FangSong-Gong die sicherste Möglichkeit. Hiermit kann im Rahmen einer ganz persönlichen Freiheit eine *Gewissheit* entstehen, aus der heraus sich dann Zuversicht entwickeln kann.

Wenn wir hier noch einmal einen Bogen machen:
Denken wir an Zuversicht, so geht der Blick nach vorne. Und während beim Schauen mit und durch unseren Augensinn eine Fixierung auf die äußere Welt geschieht, kann das Schauen der inneren Welt, das innere Schauen bzw. das Lenken der Aufmerksamkeit „unter die Haut“ in der Vorstellung so stattfinden, als ob die Grenzen unseres Körpers tausend Augen bilden. Dieses innere Schauen oder auch Erleben entsteht durch das FangSongGong und meiner Erfahrung nach betreten wir damit unsere innere Welt und in gewisser Art so die Welt des Geistes.

Je nachdem, wie flexibel die Grenze zwischen dem Innen und dem Außen gehandhabt werden kann, sprechen wir von einer Resilienz, ein Begriff, der in den letzten Jahren bekannter geworden ist und in der Medizin und den Medienlandschaften seinen Platz gefunden hat. So haben wir es in diesem Sinne auch mit einer gewissen Beeindruckbarkeit im wahrsten Sinne zu tun. Im Laufe des Lebens werden Einsichten gewonnen – Einsichten, die auch Lebenserfahrung genannt werden. Und da das Altern zum Herbst und zum Element Metall gehört, sprechen wir hier von Lebensweisheit. Im jugendlichen Alter ist die Fähigkeit zur Abgrenzung oft noch nicht so vorhanden, es besteht leicht die Gefahr einer stärkeren Beeindruckbarkeit und Verführbarkeit, wo es dann häufig zu schmerzlichen Erfahrungen kommt. Insofern sollte meines Erachtens nach das Augenmerk in der Erziehung schon frühzeitig darauf gelenkt werden, dass Kinder und Jugendliche lernen, ihre „innere Zugbrücke“ bei entsprechender Gelegenheit hochzuziehen oder eben runterzulassen. An diesem Beispiel wird deutlich, wie wichtig es ist, frühzeitig sich dem Thema der Lebenskraft (um die Zugbrücke zu betätigen braucht man Lebenskraft), der Selbsterkenntnis und der Selbstliebe zu widmen, welches dann in Lebensweisheit mündet.

Zurück zum Lebensherbst und ein Blick auf das Yang-Partnerorgan der Lunge, dem Dickdarm:
Der Dickdarm hat seinen Namen sicherlich weniger bekommen, weil er „dick" ist (obwohl er dicker ist als der Dünndarm), sondern eher, weil er die Fähigkeit hat, einzudicken, zu konzentrieren. Er sammelt die unbrauchbaren Stoffe der Nahrung und scheidet sie aus. Zu wenig Feuchtigkeit zum Beispiel führt hier zur Verstopfung.

Der Herbst bzw. das Element Metall tendiert naturgemäß zur Stagnation, zur Unflexibilität. Wenn es in diesem Sinne zu Blockaden kommt, sind Isolation und Einsamkeit und eine damit verbundene Traurigkeit eine natürliche Folge. Hier gilt es, eine gute Balance zwischen Rückzug und Gemeinsamkeiten zu finden. Wie zuvor erwähnt, können Massagen wie TuiNa oder Bewegungsmeditationen wie QiGong den Energiefluss wunderbar unterstützen und dienen der Selbstregulation und der Selbsterkenntnis. Auch ein strukturierter Tagesablauf kann Wunder wirken; denn Ordnung und Struktur haben bei diesem Element eine hohe Bedeutung. Ferner gehören Spiritualität und Rituale mit in diesen Bereich, sie dienen sozusagen als ein Gerüst. Hier fällt mir ein, dass gerne von „rüstigen" alten Menschen gesprochen wird.
Da wir bei diesem Element immer wieder den Themen wie Stagnation, Blockaden, Trockenheit, Unflexibilität, Kontakt, Alleinsein, Vertrauen und Traurigkeit begegnen, bietet sich an, eine Stunde in der Körperarbeit mit einer Anleitung zur TuiNa als Hinführung zu beginnen.

Die im Folgenden beschriebene Übung unter*streicht* die Wichtigkeit der Technik des Streichens und dient gleichzeitig dem Kennenlernen aller anderen Meridiane.

# BEGINN DER STUNDE

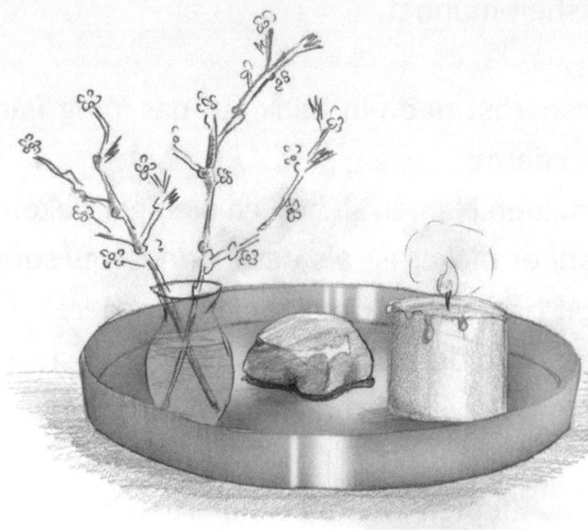

Jede Unterrichtseinheit beginnt mit dem Sitzen im Kreis und entsprechender Einführung zum Thema. Die folgend beschriebene Übung kann im Sitzen ausgeführt werden, ist nach meiner Erfahrung aber im Stehen leichter ausführbar. Sie wird auch gerne als Abschlussübung nach den QiGong-Übungen genommen.

# MERIDIANSTREICHEN NACH DER ORGANUHR DER TCM (TUINA)

## Übung im Stehen

Die Technik des Streichens in der TuiNa-Arbeit wird MoFa (kreisendes Streichen) oder CaFa (lineares Streichen) genannt. In diesem Falle üben wir das CaFa im Stehen aus.

Am besten ist es dabei, eine stehende, etwas in den Knien eingesunkene und entspannte Haltung einzunehmen. Die Hände durch Reibung miteinander „waschen“ und leicht „ausschütteln“.

Die Zeit der besonderen Aktivität der **Lunge** ist von 3:00 Uhr bis 5:00 Uhr und die des **Dickdarms** von 5:00 Uhr bis 7:00 Uhr morgens.

Die Massage nach der Organuhr der TCM wie folgt beginnen:

Mit der rechten Hand von den Punkten Lu 1 (ZhongFu, Residenz der Mitte) und Lu 2 (YunMen, Wolkentür) unterhalb des linken Schlüsselbeins die Innenseite des linken Oberarms hinunter streichen über den Punkt Lu 5 (ChiZe, Versammlung des Wassers) in der Ellenbeuge, weiter an der Speiche entlang bis zum Handgelenk Lu 9 (TaiYuan, tiefer Teich) und zum Ende des Daumens, wo der Lungenmeridian mit dem Punkt Lu 11 (ShaoShang, kleiner Shang-Ton) endet.

Den Arm drehen und von der Zeigefingerspitze, dem Beginn des Dickdarmmeridians Di 1 (ShangYang, Ton der Lunge), über den Handrücken entlang dem Punkt Di 4 (HeGu, Zusammentreffendes Tal), weiter auf der Seite der Speiche bis zur Ellenbeuge, wo der Punkt Di 10 (ShouSanLi) sich befindet, über die Außenseite des Oberarms bis zur Schulter, die Seite des Halses entlang, über den Unterkiefer zum Oberkiefer unter der Nase entlang zum gegenüber liegenden unteren Nasenflügel, Punkt Di 20 (YingXiang, Empfang des Duftes) streichen. Danach die Seite wechseln und mit der linken Hand den rechten Arm gleichermaßen streichen bis zum Punkt Di 20, dieses Mal auf der linken Seite des Nasenflügels.

*Anmerkung:*
*Im Weiteren werden die allgemeinen Kenntnisse der Punkte auf den Meridianen vorausgesetzt, siehe auch QR-Code Meridiantafeln Seite 271.*

Die Zeit der besonderen Aktivität des **Magens** ist von 7:00 Uhr bis 9:00 Uhr und die der **Milz** von 9:00 Uhr bis 11:00 Uhr vormittags.

Mit beiden Händen jeweils links und rechts im Verlauf der Massage beidseitig den Magenmeridian entlang, von den Augenhöhlenkanten, dem Punkt Ma1 (ChengChi, Stelle des Tränenvergießens), aus über das Gesicht, den Hals, über die Brust, den Bauch bis zu den Leisten streichen und von hier aus die Beine auf der vorderen Außenseite, dann über die Fußrücken bis zum zweiten Zeh streichen. Hier endet der Magenmeridian mit dem Punkt Ma 45 (LiDui, vor der gefährlichen Grenze). Den Milzmeridian streichen wir nun weiter mit beiden Händen von den Großzehen, dem Punkt Mi 1 (YinBai, verstecktes Weiß) und Fußgewölbe hoch über die Knöchel und Innenseiten der Beine, über die Leisten, die Außenseite des Bauches und der Außenseite der Brust bis zur Mitte der Seitenrippen, dem Punkt Mi 21 (DaBao, große Umhüllung).

Die Zeit der besonderen Aktivität des **Herzens** ist von 11:00 Uhr bis 13:00 Uhr und die des **Dünndarms** von 13:00 Uhr bis 15:00 Uhr nachmittags.
Die Herz- und Dünndarmmeridiane verlaufen entlang der Arme, sodass wieder mit der rechten Hand von der linken Achsel aus, dem Punkt H1 (JiQuan, Höchste Quelle) auf der Innenseite des Armes entlang der Elle bis zur Handkante und bis zur Innenseite des kleinen Fingers gestrichen wird, zum Punkt H9 (ShaoChong, kleiner

Knotenpunkt). Den Arm drehen und über die Handkante, die äußere Ellenseite des Unterarms und Ellenbogen weiter die Hinterseite des Oberarms, über das Schulterblatt, Hals und Kiefer bis zu der linken Seite des Gesichtes über den Wangenknochen bis zum Endpunkt des Dünndarmmeridians Dü 19 (TingGong, Hörschloß), der direkt vor dem Ohr mittig liegt, streichen. Jetzt mit der linken Hand den rechten Arm in gleicher Weise streichen.

Die Zeit der besonderen Aktivität der **Blase** ist von 15:00 Uhr bis 17:00 Uhr und die der **Niere** von 17:00 Uhr bis 19:00 Uhr abends.

Beide Hände zum Kopf heben, denn der Blasenmeridian und die Massage beginnt in den Innenwinkeln der Augen mit dem Punkt Bl 1 (JingMing, Helligkeit der Augen). Von hier aus erst mit den Fingern die Mitte der Stirn, neben der Mittellinie des Kopfes und des Nackens soweit hinunterstreichen, bis auf der Höhe der Schulterblätter ein natürlicher Stopp entsteht. Die Handrücken berühren einander und verweilen ein wenig in dieser Position. Danach die Hände lösen und nach vorne nehmen und die Arme von hier aus im weiten Bogen nach hinten führen, um sie auf den Rücken Richtung Schulterblätter gut abzulegen. Dazu wird der Körper zuerst etwas nach vorne gebeugt und dann wieder aufgerichtet, sobald die Hände ihren Platz gefunden haben. Die Handrücken berühren sich wieder und die Fingerspitzen zeigen nach oben. In dieser Haltung einen Moment innehalten, die Hände danach lösen und drehen und mit den Handinnenflächen über die Nieren, neben der Wirbelsäule den Blasenmeridian entlang zum Gesäß über die Sitzhöcker, dann die Hinterbeine hinunter zu den Füßen und über die äußeren Fußkanten bis zu den kleinen Zehen, Punkt 67 (ZhiYin, Verbindungsstelle zum Yin-Meridian) streichen.

Der Nierenmeridian mit Punkt Ni1 (YongQuan, Sprudelnde Quelle) verläuft von der vorderen Mitte der Fußsohle und so kann über die Knöchel, über die Innenseiten der Beine und über die Leisten die Massage fortgesetzt werden, um dann nah an der Mittellinie des

Bauches und der vorderen Brust bis unterhalb der Schlüsselbeine zu streichen, wo der Nierenmeridian endet mit dem Punkt Ni 27 (ShuFu, Sammlungspunkt des Meridian-Qi).

Die Zeit der besonderen Aktivität des **Perikard-Meridians** (Herzbeutel) ist von 19:00 Uhr bis 21:00 Uhr und des **Dreifach-Erwärmer-Meridians** von 21:00 Uhr bis 23:00 Uhr spätabends.

Da beide Meridiane wieder über den Hand-Arm-Bereich verlaufen, wird mit der rechten Hand vom Punkt Pc 1 (TianChi, Himmlischer Teich) vom äußeren Brustbereich auf Achselhöhe die Mittellinie der Innenseite des Armes über die Ellenbeuge und über die Handinnenflächen Pc 8 (LaoGong, Palast der Arbeit) bis zur Fingerspitze des Mittelfingers zum Punkt Pc 9 (ZhongChong, Mittlerer Puls) gestrichen.

Den Arm drehen und von der Außenseite des Ringfingers Punkt 3E 1 (GuanChong, Tor zum Pass) über den Handrücken, über die Mittellinie der Rückseite des Armes, weiter über das obere Schulterblatt und die Seite des linken Halses streichen und danach mit den Fingerkuppen von unten am Ohr erst hinten entlang, dann nach vorne oben zum Punkt 3E 21 (Tür des Ohres) streichen und von hier dann bis zu dem seitlichen Ende der linken Augenbraue, Punkt 3E 23 (SiZhu-Kong, Konkave Stelle zwischen den fadenartigen Bambusblättern). Jetzt den Wechsel zur linken Hand vollziehen und den rechten Arm in gleicher Weise massieren.

Die Zeit der besonderen Aktivität der **Gallenblase** ist von 23:00 Uhr bis 01:00 Uhr und die der **Leber** von 01:00 Uhr bis 03:00 Uhr nachts.

Die Gallenblasenmeridiane, die am Außenwinkel der Augen mit dem Punkt Gb1 (TongZiLiao, äußere konkave Stelle der Augenhöhle) beginnen, werden jetzt mit beiden Händen gleichzeitig massiert. Hier von den Augenwinkeln die Seiten des Kopfes oberhalb der Ohren entlang zum Nacken massieren, dann mit den Händen herunter die

Seiten der Brust und danach des Oberkörpers (im „Zickzack") entlang streichen, dann über die Hüften, die äußeren Seiten der Beine (Hosennaht) und über die äußeren Seiten der Fußrücken bis zu den vierten Zehenspitzen, Punkt Gb44 (ZuQiaoYin, Passöffnung zum Yang).

Die Lebermeridiane, die an der Innenseite der Großzehen beginnen, mit dem Punkt Le1 (DaDun, Dicke Stelle), werden jetzt über den Fußrücken, Knöchel, Innenseiten der Beine, um das Schambein herum, den Seiten des Bauches bis zu den Rippenbogen, Punkt Le14 (QiMen, Tor des Zyklus), jeweils wieder mit beiden Händen gestrichen.

Hier endet die Meridianmassage und beide Hände werden über den Gürtelmeridian zurückgeführt an die Seiten des Körpers. Zum Nachspüren die Augen leicht zumachen, das Gewicht auf das rechte Bein verlagern, den linken Fuß heranziehen und das Körpergefühl von den Füßen bis zum Kopf *sinnlich wahrnehmen und sinnlich bewahren*.

# DAS PENDEL

## Gruppen-Übung

Diese Übung nimmt das Thema der vorherigen Jahreszeit (dem Spätsommer) mit auf, nämlich sich aus der neutralen Haltung, das heißt aus der Mitte heraus zu bewegen bzw. sich bewegen zu lassen. Wenn wir uns in der Bewegung dem Thema des Herbstes nähern und uns bewusst werden wollen, welche Rolle das Vertrauen in unserem Leben spielt, dann eignet sich die folgende Übung besonders gut:

Eine Gruppe von 5-7 Personen stellt sich zusammen und bildet einen Kreis. Da sich für diese *Vertrauensübung* eine Person in die Mitte mit leicht geschlossenen Augen stellen wird, weisen wir vor Beginn der Übung darauf hin, dass es im eigenen Ermessen liegt, sich dieser Übung „zu stellen". Allerdings ist es auch jederzeit möglich, während der Übung um Unterbrechung zu bitten.

Die äußeren Teilnehmer, die den Rahmen (die äußere Form) bilden, stehen jetzt fast Schulter an Schulter zusammen in einer lockeren Bein- bzw. Fußstellung, in der der hintere Fuß in einer 45 Grad Position gestellt wird und der vordere Fuß zur Mitte zeigt. In dieser Stellung ist das Becken geöffnet, sodass eine flexible Bewegung, also eine weiche und tiefe Erdung möglich ist (Tigerstellung/Bogenschritt). Durch diesen guten Bodenkontakt wird eine stabile und bewegliche Haltung aufgebaut; denn diese brauchen wir, um die Person, die in der Mitte mit unseren Händen um den Brust- und Schultergürtel sanft berührt und zum Pendeln gebracht wird, wieder aufzunehmen, um sie danach wieder über die Mitte zu einer anderen Person pendeln zu lassen. Um den sensiblen Brustraum zu schützen, können die Arme der in der Mitte stehenden Person vor der Brust während der Übung gekreuzt bzw. verschränkt werden. Auf diese Möglichkeit sollte am Anfang hingewiesen werden. Das Auffangen beim Pendeln über die Mitte geschieht dann wiederum von einer anderen Person, in deren Richtung die Bewegung erfolgte. Die Betonung muss hier auf sanftes Pendeln, sanfte Berührung liegen, sonst könnte es leicht zu einer kleinen „Schubserei“ kommen. Es ist auch schon beim Lesen leicht nachvollziehbar, dass in so einer Situation sonst kein Vertrauen aufgebaut, entwickelt, erzeugt oder erwartet werden kann. Wenn dagegen einfühlsame Berührungen stattfinden und von der in und aus der Mitte heraus pendelnden Person so auch empfunden werden, kann das Ganze zu einem wohligen Erlebnis werden, in dem sich, durch die Gruppe erzeugt, ein Gefühl der Einfriedung oder auch der Geborgenheit einstellen kann. Die Person, die pendelt bzw. gependelt wird, bestimmt das Ende der Bewegung, in dem sie die Augen öffnet, sofern die Augen am Anfang geschlossen wurden, oder sie sich z. B. mit einem „Genug“ oder „Stopp“ meldet.

Die Übung für die gesamte Gruppe ist dann beendet, wenn alle einmal in der Mitte gestanden und gependelt sind bzw. wurden, vorausgesetzt es war das Anliegen und der Wille der einzelnen Teilnehmer.

Der verbale Austausch kann direkt nach der Übung erfolgen oder am Ende der Stunde.

## Gelassenheit

### Exkurs

Wenn wir uns in der Körperarbeit mit dem Thema des Herbstes bzw. mit dem Element Metall beschäftigen und uns vor Augen führen, dass Metall für eine Bearbeitung weich oder sogar flüssig gemacht werden kann, dann erinnert es an die großen Themen des Lebens: Loslassen, Freilassen (Freiheit), Einlassen, Durchlassen, Verlassen und noch einiges mehr.

Zusammenfassend können wir sagen: Ge*lassen*heit üben gehört zu den großen *Aufgaben* (etwas *aufgeben*) im Leben!

Um nun aber etwas loszulassen, egal um was es sich dabei in unserem Leben handelt, muss es zuvor mit unserem Bewusstsein, mit unserem ganzen Sein, in Besitz genommen worden sein. Dieses Loslassen wird schon in frühester Kindheit gelehrt und gelernt. Denken wir an die Zeit des „Fremdelns", wenn die Mutter ihr Kind in andere Hände geben will, oder an den ersten Zahnwechsel, der schon mit einer gewissen Bewusstheit geschieht und damit dann auch mit der Erfahrung, dass etwas noch Größeres an die Stelle tritt, wo durch das Loslassen Platz für eine Erneuerung geschaffen wurde.
Eine asiatische Weisheit sagt:

„Wer loslässt, hat beide Hände frei."

So gehen Entwicklungen immer weiter und helfen uns, in unserem Leben voranzukommen. Loslassen, freilassen, zulassen – das alles wiederholt sich vielfach im Leben. Hierin übt sich der Mensch und so erfahren wir von Anfang an, dass es immer wieder frischen *Mut* dafür braucht.
Möglicherweise lädt diese Stelle dazu ein, einmal im Lesen innezuhalten und nachzudenken oder auch nachzuspüren, welche Bedeutung Mut im eigenen Leben hat bzw. hatte und welcher Wert ihm zugesprochen wurde und wird – auch in diesem Moment.
Marie von Ebner-Eschenbach sagte einmal:

„Die Ge*lassen*heit ist eine an*mut*ige Form des Selbstbewusstseins."

In dem Wort An*mut* versteckt sich ebenfalls das Wort Mut (vielleicht ist die Erweiterung dieses Wortes das Wort Mutter?). Gerade in der Bewegungsarbeit ist die Art der Bewegung eine anmutige und dies wird immer deutlicher, je länger TaiJi und QiGong praktiziert werden.

Aus eigener Erfahrung mit mir selber und in der Zusammenarbeit mit anderen, sei es mit Teilnehmern aus Gruppen oder mit Patienten und ebenso auch mit Kollegen, kann ich bestätigen, dass es eine gewisse

Portion an Mut braucht, sich vor anderen so zu bewegen, wie diese Bewegungsart es erfordert, nämlich langsam, ruhig und gelassen. Unabhängig von dem Gefühl des Beobachtet-Werdens, welches sich bei Langsamkeit von Bewegungen grundsätzlich einstellen kann, gilt hier die Erkenntnis, dass immerwährende Übung zu innerer Zentriertheit und Zu*frieden*heit führt. Damit wären wir beim Prinzip der Erzeugung und in diesem Sinne bei der von vielen Menschen so gewünschten Gelassenheit. Es betrifft dabei ganz eindeutig jeden von uns, dieses mit sich selbst zu üben, in der Gewissheit, dass Gelassenheit nach außen strahlt, weil sie eben aus dem Innersten kommt und auch nur daher kommen kann. In dieser „Eigenschaft" kann Gelassenheit „Eigenes schaffen"!

# ATEMÜBUNG MIT UNTERSTÜTZUNG EINER HAND DES ÜBUNGSPARTNERS

## Partner-Übung

Die nächste Übung ist eine Übung zu zweit und wird am Boden auf Matten nur dann ausgeführt, wenn es beiden Partner möglich ist, am Boden sitzend zu arbeiten. Ansonsten wird sie so ausgeführt, dass der passive Partner auf einem Stuhl sitzt und der aktive Partner steht. Mit jeder Partnerübung werden wir mit den zuvor beschriebenen Themen konfrontiert, das heißt, dass am Anfang sich jeder fragen sollte, ob dazu eine Bereitschaft vorhanden ist; denn wie jede Partnerschaft basiert die Körperarbeit und besonders die Arbeit zu zweit auf *Vertrauen* und auf *Mut*. Dadurch entwickelt sich dann das sich *Einlassen*-können auf das Gegenüber und die Übung an sich.

Für diese Übung, die wir hier „Atemübung mit Unterstützung einer Hand des Übungspartners" nennen, wird zuerst besprochen, wer von den beiden Partnern zu Beginn den Yin-Part übernimmt, also den äußerlich scheinbar passiven, empfangenden Part, und sich auf eine Matte legt oder sich auf einen Stuhl setzt. Jetzt ist es wichtig, darauf hinzuweisen, dass die „Lage" im Liegen *frei* zu wählen ist, also Bauch-, Seiten- oder Rückenlage.

Es gibt geschützte Körperpartien, nämlich die, auf denen man liegt, und solche, die für die Berührungen „bereitliegen". Dennoch sollten Tabuzonen gemäß natürlichem Instinkt ausgelassen werden. Die auf der Matte liegende oder auf dem Stuhl sitzende, also ruhende Person ist innerlich ganz wach (also innerlich aktiv) und wartet bewusst auf eine Hand des Partners, die sie während der Übung an unterschiedlichen Stellen am Körper berühren wird. Der aktive Part des passiven Yin-Partners ist dann ein innerlich bewusstes, sanftes, ruhiges, also der Lage und Situation angepasstes *Hin-Atmen* in die berührte Körperzone, das heißt also, Ein- und Ausatmen erfolgen in bewusster Gelassenheit und Regelmäßigkeit, und zwar hin an diesen Ort, also an die von der Hand des aktiven Parts berührten Stelle. Die passende Länge der Zeit für die Berührungen bestimmt der äußerlich aktive Partner im Hin-Fühlen und achtet auch auf kleine Pausen zwischen den Berührungen.

## Atem, Sinn und Verbundenheit

### Exkurs

Der Sinn dieser Atemarbeit ist wahrscheinlich leicht nachvollziehbar und nachzuempfinden. Zum einen liegt oder befindet sich ein Sinn immer zwischen zwei Dingen, worum es sich auch handeln mag. Sinnhaftes ist voneinander abhängig und stiftet dadurch Sinn. Auch wir Menschen sind durch unsere äußeren Sinne, durch unsere Sinnesorgane, mit der Umwelt verbunden. Verbindung und Verbundenheit hat mit Sinnlichkeit zu tun, schafft und macht, wie gesagt, Sinn.

Mit dieser Übung schaffen wir durch den Atem Sinnhaftigkeit innerhalb unseres körperlichen Seins. Wir schaffen dadurch eine Verbindung zu einer bestimmten Körperzone mit dem Hin-Atmen und – wenn wir danach ausatmen – dem möglichen Erleben einer Entspannung. Diese Region können wir dann bewusst oder bewusster wahrnehmen als möglicherweise zuvor (siehe S. 170: „da, wo deine Aufmerksamkeit ist, da ist deine Energie“). Die Wirkung ist ein ähnliches Phänomen, wie es durch das *FangSongGong* (am Schluss dieses Kapitels beschrieben) erfahren werden kann. Bei dieser gerade zuvor beschriebenen Übung erfolgt es allerdings durch die Unterstützung von außen mit Berührung einer Hand des Übungspartners.

Welche Bedeutung hat nun diese Übung für den äußerlich aktiven Partner, der den Yang-Part übernommen hat?

Auch hier kommt es zu einer inneren, verborgenen Erfahrung, dem Yin-Anteil, der ebenso zu einer *sinn*-lichen Erfahrung führt, die Verbindung schafft zwischen Intuition und Handeln, welches in die Ausführung und Wahrnehmung der Berührung mündet. Vorerst wird die eigene Hand, die die Berührung ausführt, wahrgenommen, dann der *Übergang*, das *Einfühlen* in die Körperlichkeit des Übungspartners, was zum Beispiel Wärme, Kälte, festes oder weiches Gewebe meint.

Es könnte auch sein, dass das Hin-Atmen des Partners hier in diesen Bereich empfunden wird und es gäbe die Möglichkeit, sich damit zu *verbinden*, also mit dem eigenen Atem, der eigenen Atmung, um dann im Atemrhythmus an der Berührungsstelle in gewisser Weise mit dem Partner „Eins zu werden".

*Anmerkung für die Gruppenleitung*
*Wird diese meditative Arbeit von außen durch die Gruppenleitung beobachtet, so können die beiden übenden Personen durchaus als eine Yin/Yang-Einheit betrachtet werden:*
*nämlich der passiv liegende Yin-Part mit dem inneren, verborgenen Yang-Erleben und der bewussten Steuerung des Atems und der aktive sitzende (oder stehende) Yang-Part mit dem inneren, verborgenen Yin-Erleben und dem gelassenen Hinfließen-Lassen des Atems.*

*Als Übungsleiter auch darauf achten, dass für alle Teilnehmer ein angenehmer Zeitraum für diese Arbeit zur Verfügung gestellt wird, weder zu kurz noch zu lang. Es wird dann ein ruhiger Wechsel angesagt, wo es zu keinem verbalen Austausch kommt. Der Austausch könnte dann am Ende erfolgen, wenn beide Partner sowohl den einen als auch den anderen Part erfahren haben, oder am Ende der Stunde in der Abschlussrunde.*

*Das Erleben dieser Einheitlichkeit von außen durch den Übungsleiter kann natürlich auch bei anderen Partnerübungen beobachtet werden, jedoch ist diese Übung durch die ruhige, meditative Atmosphäre für so eine Beobachtung besonders geeignet. Auch ist leise meditative Hintergrundmusik hier zu empfehlen.*

# FELDENKRAIS-ARBEIT

## Übung für den Schulterbereich

Für die Feldenkrais-Arbeit wenn möglich die Matten kreisförmig auf den Boden legen, so kann die Gruppenleitung eine bessere Übersicht gewinnen.

Die folgende Übung wurde ausgesucht, weil Bezug genommen werden kann auf die *Lungen- und Dickdarm*meridiane, die sich an den Armen entlang befinden und diese zusammen mit den Schultern während der Bewegungen betätigt werden.
Das Hinlegen erfolgt so, dass wir uns in Schrittstellung an das untere Matten-Ende stellen, auf die Knie herunterkommen und über die Schulter abrollend in die Rückenlage legen (siehe Kapitel Winter, Feldenkrais). Danach auf dem Rücken liegend die Beine ausgestreckt hinlegen und die Füße locker auseinanderfallen lassen und das Auflagegefühl überprüfen. Jetzt kann noch einmal auf die Wahrnehmung der Lendenwirbelsäule hingewiesen werden.

Die Beine werden angewinkelt und die Füße schulterbreit aufgestellt (die Knie fallen weder nach innen noch nach außen). Hier „liegt" nun bekannterweise eine veränderte Situation der Lendenwirbelsäule vor, diese befindet sich in dieser Position im Kontakt mit dem Boden und der ist so meistens gut zu fühlen. Diese Lage wird durch Drehen des Körpers zur rechten Seite mit angewinkelten Beinen so verändert, dass die Knie aufeinanderliegen. Der Körper wird insgesamt so gelegt, dass die Oberschenkel im 90 Grad-Winkel sowohl zum Rumpf als auch zu den Unterschenkeln liegen, danach wandert die Aufmerksamkeit zum Rumpf und die Arme und die Hände werden locker aufeinandergelegt, ebenfalls in einem 90 Grad-Winkel zum Oberkörper.

Die Anleitung zur Bewegung heißt nun:

Die obere linke Hand nach vorne schieben über die unten liegende rechte Hand hinaus, soweit es angenehm ist; jedoch darauf achten, dass die Hand, der Arm, wirklich geschoben wird und nicht durch eine eigenständige Handbewegung eine Streckung erfährt.

Diese Bewegung wird vom linken Schulterblatt geführt, von der Brustwirbelsäule aus. Es kommt also von hier aus zu einer einheitlichen Bewegung bis zu den Fingerspitzen. Weiterhin bewegt sich infolgedessen auch die linke Hüfte mit nach vorne, ebenso das linke Knie, welches über das rechte Knie gelagert war. Manchmal berührt das Knie nach der Bewegung auch den Boden. Nur die Füße bleiben unverändert in ihrer Position, also aufeinanderliegend. Es kommt also zu Bewegungen im und mit dem ganzen Körper.

Nach dieser Ausdehnung erfolgt langsam der *Rückzug*, also nur die Rückkehr in die Ausgangslage. Der Bewegungsimpuls dazu kommt wieder aus dem Schulterblatt bzw. der Brustwirbelsäule.
Danach wie immer eine kurze Pause zum Nachspüren gewähren und dann eine Wiederholung anleiten, um die Wahrnehmung in der Wiederholung zu intensivieren.

Aus der Ausgangsposition wird nun die Bewegung in die entgegengesetzte Richtung angeleitet, also ein *Zurückziehen* der Schulter und des Armes. Bei dieser Rückwärtsbewegung von Schulter und Arm geht der Bewegungsimpuls wiederum von der Schulter bzw. Wirbelsäule aus. Hier ist besonders darauf zu achten, dass der Arm nicht angewinkelt wird, sondern entspannt liegen bleibt, denn so kann Einheitlichkeit in der Bewegung erfahren werden. Die Hüfte wandert ebenfalls mit, ebenso auch das Knie, welches sich vom darunterliegenden etwas löst. Die Bewegung bis zu einer angenehmen Grenze führen und danach sich wieder schiebend in die neutrale Ausgangsposition begeben. Auch diese Bewegung wird wiederholt.

Jetzt beginnt wieder die Vorstellungsarbeit:

in der Vorstellung, die Vorwärtsbewegung bzw. den Ablauf nach vorne anleiten und wieder zurück. Pausen gehören auch hier dazu und werden dankbar angenommen, denn gerade die Vorstellungsarbeit darf auf keinen Fall unterschätzt werden, weil sie vielfach unbekannt, ungewohnt und dadurch durchaus anstrengend erlebt wird.

Danach die Bewegung nach vorne wieder *aktiv* ausführen lassen.

Nach einer gewissen Pause folgt nun die Rückwärtsbewegung ebenfalls in der Vorstellung (zurückziehen und wieder vorschieben).

Wie auch die aktive Arbeit sollten auch die mental ausgeführten Bewegungen zweimal ausgeführt werden (eventuell einmal mit und einmal ohne Anleitung). Darauf folgt wieder die aktive Bewegung.

Jetzt könnte eine etwas längere Pause für alle angeboten werden und wer möchte, darf ermuntert werden, mit diesen erlernten Bewegungsabläufen zu spielen, im eigenen, individuellen Tempo.

Als anleitende Person gibt es aufschlussreiche Beobachtungen zu machen in Bezug auf den Bewegungsumfang. Weiterhin können oft einheitliche und gelassene Bewegungen mit möglicherweise entspannten und zufriedenen Gesichtern bei den Teilnehmern beobachtet werden.

Nach Beenden dieser Übung die Teilnehmer in dieser Position noch einmal nachspüren lassen, bevor die Rückenlage wieder eingenommen wird. Die Übung kann ggf. nun auch zur anderen Seite entsprechend durchgeführt werden. So oder so wird den Teilnehmern zum Schluss angeboten, sich so zu legen, wonach ihnen in diesem Moment der Sinn steht, es kann für diesen Moment eine empfundene und erfundene Lieblingsposition eingenommen werden. Die Dauer liegt im Ermessen der anleitenden Person.

Ist diese Zeit beendet, könnten die Teilnehmer aufgefordert werden, sich vorzustellen, wie sie sich *aufsetzen* und sich dann auch auf dem vorgestellten Weg wieder zurücklegen. Ist dieses passiert, werden die Teilnehmer gebeten, sich entsprechend ihrer Vorstellung praktisch in die Sitzposition zu begeben. Nachdem es in der Sitzposition möglicherweise noch einen verbalen Austausch gegeben hat, werden die Teilnehmer gebeten, von der Matte in ihrer eigenen Art und Weise aufzustehen. Es gibt bekanntlich mehrere „Wege". Je nachdem, welche schon gelehrt wurden, erinnern wir an das *spiralförmige Aufstehen*, wo die Bewegung aus dem Sitz mit gekreuzten Beinen erfolgt oder an das Aufrichten aus dem *Vierfüßler-Stand*.

*Wege entstehen dadurch, dass sie gegangen werden.*
*Asiatische Weisheit*

# FREIE BEWEGUNG IM RAUM ODER „FLIEGEN WIE EIN VOGEL“

## Gruppen-Übung

Nach der Arbeit am Boden kann ein *freies Bewegen* im Raum folgen, zu dem eine Musik abgespielt werden könnte, die eine gewisse Leichtigkeit in der Bewegung unterstützt, daraus folgernd das Bedürfnis, sich Raum zu nehmen, um Freiheit in der Bewegung entstehen zu lassen.

So frei wie ein Vogel, der sich durch die Lüfte schwingt, die Flügel (bei uns sind es die Arme) hebt und senkt, sich tragen lässt und durch die Luft gleitet. Dieses Bild war in der Einleitung zu diesem Thema schon gegeben und jetzt kann es durch die Bewegung im Raum spürbar erfahren werden.

Erinnern wir uns an die Sammlungsbewegung der Vögel im Herbst, so kommt es auch bei dieser Art von Gruppenarbeit in Bewegung oftmals zu Sammlungen der Teilnehmer in Form von kleinen Grüppchen, die sich zusammentun, um sich gemeinsam durch den Raum zu bewegen. Später wird häufig von einem Gefühl des Getragen-Seins berichtet, auch von einem Gefühl der Erleichterung.

Im späteren Austausch hierzu sollte der Hinweis auf die zuvor getane Körperarbeit erfolgen, denn alle Übungen dienen der Bewusstwerdung der inneren Körperlichkeit, der Öffnung der Gelenke und das Erleben einer Geschmeidigkeit, dem frei fließenden Qi auf den Bahnen der Meridiane und unter anderem das Empfinden von Freiheit im Bauch- und Brustraum. Wenn nämlich keine Einengung mehr stattfindet, haben auch die inneren Organe ihren „Platz“ gefunden, weil sich hier Freiheit im „Raum“ eingestellt hat und einer guten Funktion nichts mehr im Wege steht. Analog dazu das Beispiel von uns Menschen: Haben wir einen guten Platz gefunden, kann sich Zufriedenheit in uns und um uns herum ausbreiten.

# IM KREIS DEN ATEM FLIESSEN LASSEN

## Gruppen-Übung

Diese Gemeinschaftsübung, im Kreise stehend, kann gut als Abschluss einer Stunde zum Thema Herbst gemacht werden. Sie dient noch einmal dem Gefühl der *Sammlung* und der *Gemeinschaft*.

In der Grundhaltung, also mit leicht eingesunkenen Knien, stehen wir nebeneinander und heben unsere linke Hand zur Seite auf Hüfthöhe, die Handinnenfläche nach oben geöffnet, sodass die Person zur Linken ihre rechte Hand von oben in diese hineinlegen kann. So machen es alle und so gemeinsam – Hand in Hand. Wir schließen, wenn möglich, die Augen und lenken die Aufmerksamkeit in die Füße, spüren den Boden unter ihnen und nehmen den festen Kontakt zur Erde wahr. Wir stehen fest verwurzelt. Nun beginnen wir unseren Atem bewusst wahrzunehmen, wie er kommt und wie er geht.

Als Nächstes lenken wir unsere Aufmerksamkeit zu unserer linken Hand und stellen uns vor, die Energie, die über die rechte Hand unseres Nachbarn in unsere linke Hand fließt, mit dem *Einatmen* aufzunehmen, um diese durch den linken Arm in die Brust (durch unser Herz) zu leiten, und dann mit dem *Ausatmen* über den rechten Arm und durch die rechte Hand an unseren Nachbarn zur Rechten abzugeben, der wiederum die Energie mit Aufmerksamkeit bzw. mit dem Einatmen über die linke Hand aufnimmt. So entsteht ein Atem-Energie-Kreislauf durch die gesamte Gruppe hindurch, der gestützt ist durch die Atmung eines jeden Einzelnen in der Gruppe. In diesem Moment könnten die Worte: „Die Summe ist mehr als ihre Teile" in eine spürbare Erfahrung münden.

Nach einer Weile beenden wir diese Atem-Energie-Arbeit mit dem Hinweis, sich ausschließlich dem eigenen Atem in Achtsamkeit zu widmen, das heißt, wir lösen jetzt unsere Hände von den Händen unserer Nachbarn und sind wieder eins mit uns und unserem Sein.

Nach dieser Wahrnehmung lösen wir, vielleicht durch leichtes Schwanken begleitet, die Füße vom Boden und öffnen die Augen.

## QIGONG-ÜBUNGEN FÜR DEN HERBST

Wenn zum Ende der Stunde Übungen aus dem TaiJi/QiGong angeboten werden, dann, sofern bekannt, zum Beispiel *der Tageslauf der Krähe*, die *6 heilenden Laute*, *Lungen-QiGong*, oder aus den 18 *Bewegungen Teil I* die nachfolgend genannten und aufgezeichneten Übungen.

12. Bewegung:

# WASSER SCHIEBEN, UM DER WELLE ZU HELFEN

## QiGong-Übung

Die Ausgangsposition ist hierbei der Bogenschritt nach links in die Diagonale. Die Hüften sind entspannt und der Körper sinkt in aufrechter Haltung nach unten, die Hände sind neben dem Becken, das rechte hintere Bein dabei beugen und die Ferse heben.

Die **erste Phase** beginnt, indem das volle Gewicht nun auf das vordere linke Bein und ebenso die volle sinnliche Wahrnehmung in die Hände gegeben werden. Während des Aufstehens die Hände nach unten vorne und dann nach oben kurvenförmig heben, so als ob eine Wasserwelle geschoben würde. Gleichzeitig die Wahrnehmung vom rechten Zeh, der an den Boden gedrückt wird, die Innenseiten der Beine entlang sinnlich hochziehen, dabei die Gesäßmuskulatur leicht anspannen und den Körper über dem linken Bein ganz aufrichten und die sinnliche Wahrnehmung über die Wirbelsäule bis zum Scheitel fließen lassen. Die Arme werden über dem Kopf dynamisch in die Länge gedehnt, die Finger ebenfalls. Das alles geschieht während des *Einatmens*.

Mit dem *Ausatmen* werden die Arme, die eine runde Haltung eingenommen haben, seitlich auf Höhe der Ohren gesenkt, die Schulterblätter führen diese Bewegung durch entspanntes Sinken.

Hier ist die Wendegrenze in der Bewegung. Mit dem *Einatmen* die Arme nach oben ausdehnen, die Hände nach vorne drehen, von den Schulterblättern ausgehend sinken die Arme mit dem *Ausatmen* während einer in aufrechter Haltung sinkenden Bewegung bis auf Beckenhöhe und entspannen hier.

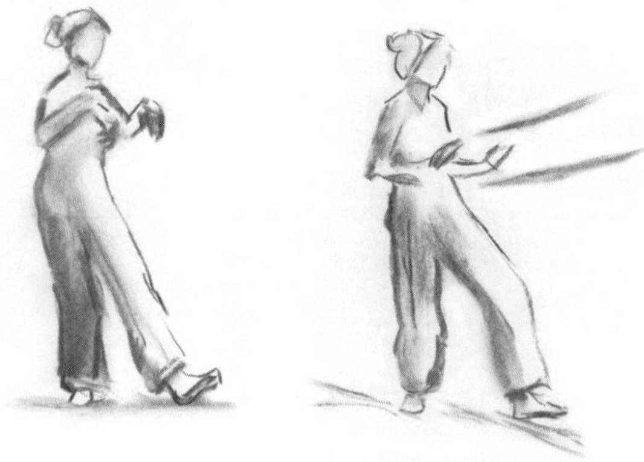

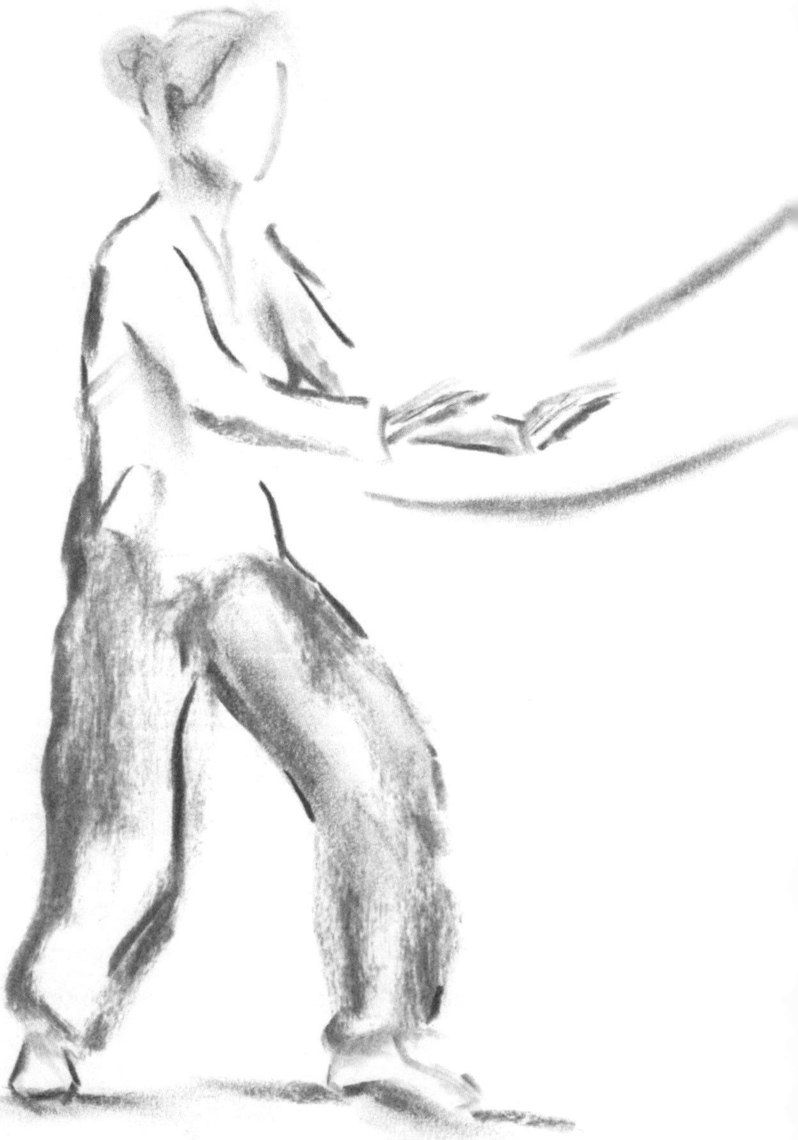

Hier beginnt die **zweite Phase**: Aus dieser Position erfolgt die Gewichtsverlagerung auf das hintere rechte Bein, die linke Fußspitze wird angehoben, sodass nur wenig Gewicht auf der vorderen Ferse verbleibt, und mit dem *Einatmen* werden die Hände an den Seiten des Körpers hochgezogen bzw. hochgehoben auf Brustkorbhöhe bis zu den seitlichen Rippen. Hier darauf achten, dass die Schultern und Ellenbogen unten bleiben.

Hier ist nun wieder eine Wendegrenze in der Bewegung und mit dem *Ausatmen* werden die Hände nach unten neben die Hüfte geschoben, das Gewicht wieder nach vorne verlagert, die Bewegung beginnt mit dem *Einatmen* von neuem (siehe erste Phase) mit der Vorstellung, „einer Welle zu helfen".

*Hinweis:*

*Bei dieser Übung können Hinweise gegeben werden, die die Atmung betreffen:*

*Der Atmung kann in den beiden unterschiedlichen Phasen der Übung eine besondere Aufmerksamkeit geschenkt werden, wobei die erste Phase einem Stressabbau dient und damit dem Erwerb von Gelassenheit und die zweite Phase die Kräftigung der Lungen unterstützt.*

*Um also Stress abzubauen, wird die Aufmerksamkeit auf ein intensives, ausgedehntes Einatmen während der Aufwärtsbewegung der Arme und Hände bis über den Kopf gelenkt, wo die Öffnung der Arme mit ruhiger und gelassener Ausatmung begleitet wird. Auch in der nachfolgenden Rückbewegung erfolgt das Einatmen intensiv und das Ausatmen in Gelassenheit.*
*Zur Kräftigung der Lungen wird die Aufmerksamkeit auf die Kraft des Einatmens gelenkt, während die Hände an der Seite des Brustkorbes hochgezogen werden, danach das Ausatmen aufmerksam gelassen mit der Bewegung der Hände nach unten begleiten.*

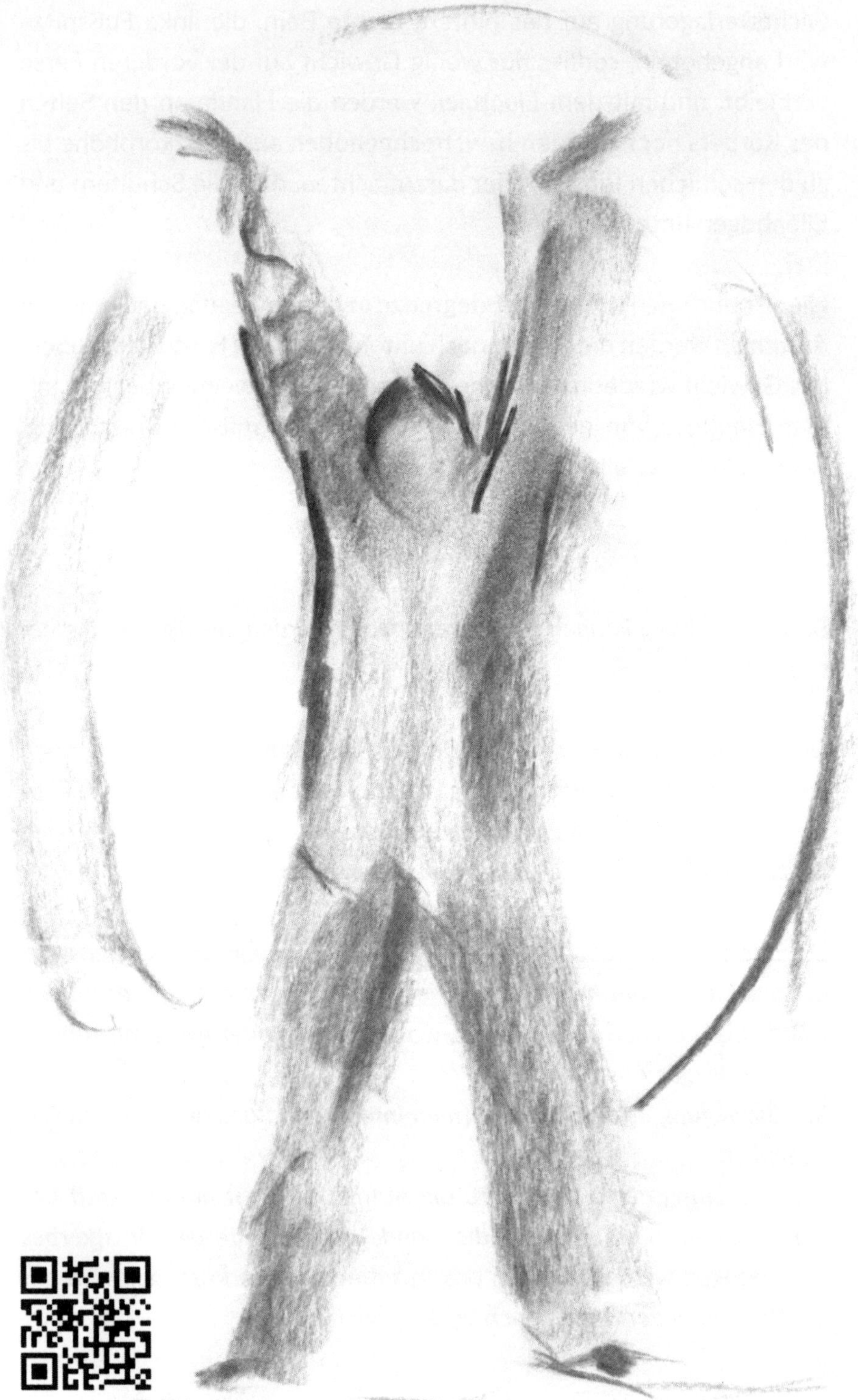

15. Bewegung:

# WIE EINE WILDGANS FLIEGEN

## QiGong-Übung

Wir stehen bei dieser Übung in der Grundhaltung, auch TaiJi-Haltung genannt, und beginnen mit der Bewegung aus der Mitte des Bauches (unteres DanTien), indem wir das Becken entspannen und die Knie so tief wie möglich beugen. Den Oberkörper dabei entspannt, aber aufrecht sinken lassen (Scheitel zum Himmel) und die Wahrnehmung sinnlich über die Yang-Meridiane, also Rücken und Außenseiten der Beine, in die Füße fließen lassen. Diese haben festen Kontakt mit dem Boden. Die entspannten Arme währenddessen vor den Unterbauch schwingen, die Hände befinden sich gegenüber, die Handflächen schräg nach oben weisend.

Die Aufmerksamkeit für die Aufwärtsbewegung in die Ferse und die kleinen Finger lenken und mit feinem und tiefem *Einatmen* die Fersen anheben, sodass die Punkte Niere 1 (YongQuan) fest an den Boden gedrückt sind. Die sinnliche Wahrnehmung steigt so die Innenseiten der Beine (Yin-Meridiane) entlang nach oben, der Beckenboden soll leicht herangezogen werden und gleichzeitig dabei die Arme nun Gelenk für Gelenk wie Flügel dynamisch und kontinuierlich neben dem Körper seitlich nach oben mit einem leeren Gefühl über den Kopf führen. Der Körper ist von den gehobenen Fersen bis zu den offenen, entspannten Fingerspitzen sanft in die Länge ausgedehnt.

In dieser Haltung ist der Körper sinnlich entspannt und beim *Ausatmen* sinken die Arme von den Schulterblättern aus an den Seiten des Kopfes Gelenk für Gelenk wie die Flügel einer Wildgans seitlich nach unten. Die innere Wahrnehmung über das entspannte Zwerchfell voll in den Unterbauch sinken lassen, die Hüften dabei entspannen und die Beine wie zu Anfang so tief wie möglich beugen mit aufgerichtetem Oberkörper, die Füße wieder fest am Boden. Dann die Übung wiederholen.

Zum Beenden der Bewegungen den Körper aufrichten und in die Ausgangshaltung zurückkommen.

## QiGong und Atem

### Exkurs

Im Prinzip passen alle QiGong-Übungen zum Thema *Herbst/Metall*, da sie Atem-Energie-Arbeit sind. So sollen die vorgestellten Übungen mit ihrem Bezug zur Lunge und zu den Lungen- und Dickdarm-Meridianen beispielhaft für alle QiGong-Übungen sein.

Grundsätzlich gibt die zum QiGong hinführende Körperarbeit jederzeit die Gelegenheit, sich mit dem Atem zu befassen. Es liegt allerdings in der Natur der Sache, dass eine bewusste Wahrnehmung und Lenkung des Atems viel übender Vorbereitung bedarf. Und, wie wiederholt gesagt, braucht es dazu einen Wahrnehmungskörper, also einen bewussten, vom Geistigen her durchdrungenen Körper. Dieses Durchdringen und damit in Besitz nehmen (in der Medizin „Propriozeption" genannt) geschieht sehr langsam, ist ein positiver, „schleichender" und durch jahrelange Übung fortschreitender Prozess, wodurch der Geist an sich mehr und mehr gestärkt wird und letztendlich dann auf den Körper einwirken kann.

Dieser langwährende Prozess ist der Grund, warum gerade für Beginner im QiGong der Atem einfach und natürlich fließen darf, also ohne ein bewusstes Hinlenken auf den Atem.

Die Idee ist, dass durch eine „natürliche" Bewegung der Atem ebenso in seiner Natürlichkeit unterstützt bzw. etabliert werden kann, selbst wenn am Anfang viele dieser Bewegungen wenig „natürlich“ empfunden werden. So kann auch der Sinn des Übens in diesem Zusammenhang nochmals besonders gut erläutert werden.

Mit fortgeschrittener Übung des QiGong wird die bewusste *Aufmerksamkeit* mit einem Hinlenken auf das *Einatmen* verbunden und das *Ausatmen* wird in gelassener *Achtsamkeit* begleitet.

Eine fast allgemeine Regel ist, dass die Aufwärtsbewegungen durch den Einatem und die Abwärtsbewegungen durch den Ausatem begleitet werden. Dieses fühlt sich auch natürlich an und wird unbewusst meist so auch ausgeführt.

# FANGSONGGONG

## Einführung

Zu guter Letzt soll das *FangSongGong*, übersetzt „Ausdehnen und Entspannen", als eine Möglichkeit zur Einleitung für eine *Meditation* beschrieben werden. Gerade für Anfänger und zum Anfang einer Meditation ist diese Methode sehr hilfreich, weil es die Verbindung zwischen Körper und Geist herstellt und stärkt.

Bei einer Meditation ist die rationale Denkweise am Anfang noch relativ dominant, daher kann abschnittweises Üben, in diesem Zusammenhang die aktive Hinlenkung der Atmung in bestimmte Körperzonen, eine Lösung lokaler Verspannungen bewirken und *gleichzeitig* die Etablierung eines *„aufrechten* Gedankens" begünstigen. Dies ist eine entscheidende Angelegenheit für eine Meditation, denn sehr schnell und sehr leicht kommt es in den verschiedenen Phasen dabei zu „überwuchernden" Gedanken. In der chinesischen Lehre wird gesagt, dass „ein Gedanke tausend andere Gedanken gebiert".

So nehmen wir beim FangSongGong den umgekehrten Weg und üben durch diese Methode *einen Gedanken, eine Wahrnehmung*, zu etablieren und erhöhen somit auch die *geistige Konzentration*. Diese ist dem *Winter* zugeordnet, ebenso die *Meditation* (siehe erstes Kapitel).

Insofern kann das FangSongGong ein wunderbarer Übergang vom *Herbst* zum *Winter* darstellen, wieder eine *Verbindung* schaffen, die uns im Kreislauf der Jahreszeiten regelmäßig begegnet. Es ist wie eine Brücke oder auch wie das Schaffen eines Weges in das Innerste unseres Menschseins, um durch ein relatives *Leere-/Nichts*-Erleben in eine Allverbundenheit zu gelangen, die über das gewöhnliche Leben, also auch über das Denken hinaus für uns bereitsteht. In dieser *Haltung* oder auch in dieser *Form* gibt es die Möglichkeit, unserer eigenen Wahrheit ohne jedwede Mystifizierung zu begegnen.

## Übung

FangSongGong kann durch eine Person angeleitet werden *oder* durch eigene innere Anleitung durchgeführt werden. Es ist jedoch zu empfehlen, als Beginner das FangSongGong durch Anleitung von außen wiederholt zu etablieren, da es doch einer geübten Konzentrationskraft bedarf. Nur allzu schnell findet innerhalb des FangSongGong ein „Gedankenlauf" statt, den es dann zu bemerken gilt.

Die *Sitzhaltung* kann auf einem Meditationskissen oder auf einem Stuhl eingenommen werden. Auch ist eine liegende Position möglich, wenn es aus irgendeinem Grund nötig sein sollte oder wenn es vor dem Schlafen als Möglichkeit genutzt wird, um zur Ruhe zu kommen.

In der Sitzhaltung darauf achten, dass die Unterlage relativ fest ist und das Sitzkissen besonders in der Höhe der Körperlichkeit angepasst ist. Damit es während der Meditation von außen her zu keiner Störung kommt, Fenster schließen (vorher gut lüften) und für warme, bequeme und wohlige Kleidung sorgen. Klangschale oder Zimbeln stehen in Reichweite des Anleiters. Schon vor dem Anschlagen der Klangschale mit aufgerichteter Wirbelsäule eine gesammelte und zentrierte Haltung einnehmen, das Kinn leicht zurückgezogen (Scheitel „berührt den Himmel"), die Schultern entspannt, und mit dem Ausatmen die Verbindung der Sitzhöcker zum Sitzkissen oder zum Stuhl sinnlich wahrnehmen.

Die Sitzhaltung auf dem Stuhl sollte so eingenommen werden, dass der Rücken frei ist und keine Anlehnung an den Stuhl stattfindet. Die Füße stehen schulterbreit mit ganzer Fußsohle fest am Boden.

In der *Liegeposition* zu Beginn mit dem Ausatmen den Kontakt zum Boden herstellen und das Auflagegefühl von den Füßen bis zum Kopf sinnlich wahrnehmen.

Eingeleitet wird das **FangSongGong** mit nachfolgender **Stille/Meditation** mit drei sich in der Lautstärke steigernden Gongschlägen:

Wir beginnen mit der *vorderen Linie des Körpers (1. Linie).*
Mit dem *Einatmen* die *Aufmerksamkeit* auf die Stirn lenken und mit dem *Ausatmen* die Stirn entspannen. Es folgen im Atemrhythmus die weiteren Körperpartien wie Gesicht, vorderer Hals, Brust, Bauch, Vorderseiten der Oberschenkel und Unterschenkel (Schienbeine) und Fußrücken. Bei den *Füßen* kann man allgemein mit ein paar gelassenen Atemzügen verweilen und danach die Körperhaltung regulieren (meistens eine erneute innere Aufrichtung), denn während der inneren Arbeit geschieht manchmal ein innerliches, aber auch äußerlich sichtbares Einsinken.

Ist dies wieder hergestellt, folgt die *hintere Linie (2. Linie).*
Hier wird wie zu Beginn die innere Aufmerksamkeit mit dem *Einatmen* auf den Hinterkopf gelenkt und mit dem *Ausatmen* diese Partie entspannt.
Es folgen im Atemrhythmus der Nacken, der Bereich um den siebten Halswirbel (DaZhui), die Schulterblätter, die Wirbelsäule (beim Ausatmen die „Wirbelbögen“ entspannen), die Muskelstränge neben der Wirbelsäule, der Bereich des vierten Lendenwirbels (MingMeng), das Gesäß, Hinterseiten der Oberschenkel und Unterschenkel (Waden), die Fersen. Bei den Füßen wieder etwas verweilen und Körperhaltung wie gehabt regulieren.

Im weiteren Verlauf wird die Aufmerksamkeit auf die *Seitenlinien (3. Linie)* gelenkt, also linke und rechte Seite gleichzeitig. Hier mit den Seiten des Kopfes, den Ohren, beginnen. Es folgen: die Seiten des Halses, der Schulterbereich, die Arme und die Hände, die Achseln, die Seiten der Brust (die seitlichen Rippen), die Taille und die Hüften, die Seiten der Oberschenkel, der Unterschenkel und die Fußkanten. Hier wieder ein paar Atemzüge verweilen und die Körperhaltung regulieren.

Für die *Mittellinie (4. Linie)* wird die sinnliche Wahrnehmung innerlich von den Füßen nach oben zum Scheitel gelenkt zum Punkt Du 20 (BaiHui). Von dort wird mit dem *Einatmen* in der Vorstellung allseitig die Aufmerksamkeit in die Mitte des Kopfes gelenkt und wie gehabt mit dem *Ausatmen* entspannt, dann in die Mitte der Brust und in die Mitte des Bauches. Danach den Punkt Ren 1 (HuiYin), der unten am Damm (Beckenboden) liegt, leicht heranziehen und entspannen. Im Weiteren die Aufmerksamkeit mit dem *Einatmen* in die Mitte der Oberschenkel (Knochen), in die Knie, in die Unterschenkel und Knöchel lenken, zum Schluss auf die Fußsohlen und erneut verweilen.

Hat der Körper nun durch die bewusste innere Aufmerksamkeitsarbeit eine gewisse Ruhe und Entspannung erfahren, wird die feine, sinnlich aufgeweckte Wahrnehmung in der Mitte des Unterbauches zentriert. So kann eine absichtslose Haltung mit einer entsprechenden Gelassenheit und damit ein Zustand der Achtsamkeit in geistiger Sicht eintreten.

Hier kann sich eine kurze oder auch längere Meditation ohne weitere Anleitung anschließen.

Die Meditation wird mit einem Gongschlag beendet.

*Hinweis:*
*In dem großartigen Werk „Grundlagen des RuJing/Meditation im QiGong“ von Sui, QingBo, wird eine sehr ausführliche Beschreibung des FangSongGong gegeben.*

# GEDANKEN ZUR MEDITATION

Die zuvor beschriebene Vorbereitung des Körpers, auch im Rahmen des FangSongGong für eine Meditation durch die besondere Aufmerksamkeit auf den Atem soll der Abschluss in diesem Zyklus der Jahreszeiten in der TCM-basierten Körperarbeit sein. Sie mündet sozusagen im Rahmen einer Meditation in der *tiefsten Tiefe*, dem Urgrund unseres Seins, unserer Einheit von Körper, Seele und Geist, in der unser *Selbst* geborgen und oftmals auch verborgen auf uns wartet, um sich uns im *wachen Sein* zu offenbaren.

*Meditation ist der Zustand des Geistes,*
*der alles mit vollkommener Aufmerksamkeit betrachtet,*
*das Ganze, nicht nur Teile davon.*

*Jiddu Krishnamurti*

Diese Worte können hinweisend auf die Rolle des Beobachters sein, also des innerlichen Betrachters während einer Meditation. Das Bild des Betrachtens wird gerne zur Beschreibung genutzt, um in der Meditation in eine urteilsfreie Haltung zu gelangen, sie zu erklären und verständlich zu machen, gerade wenn auf diesem Gebiet wenig Erfahrung vorhanden ist.

Auch ist ein Hinweis darauf dienlich, dass das Denken dann aufhört, wenn das neue Bewusstsein seiner „Selbst" alle Aufmerksamkeit absorbiert hat.

So passt an diese Stelle und in diesem Zusammenhang der Hinweis, dass jegliches innere Erleben so individuell ist, dass eine Mystifizierung von QiGong und Meditation insofern nicht angebracht ist, da es sich um eine gewisse Identität von körperlichem und seelischem Empfinden und somit wachem Erleben unter einer klaren Führung des Geistes handelt!

Es ist eine gute Schulung wichtig – für den, der anleitet, als auch für die Meditierenden. Ebenso spielt ein vorhandenes Vertrauen eine große Rolle, welches sich durch wiederholtes Miteinander-Üben bekanntlich aufbaut.

Es sollte sich bei Meditationen keinerlei empfundenes Zwangsgefühl einstellen und jederzeit die Möglichkeit und Fähigkeit bestehen, sich aus einer meditativen Haltung herauszubegeben, wenn es zu anhaltenden unangenehmen Gefühlen oder Störungen im eigenen Erleben kommt. In so einer Situation ist Professionalität der anleitenden Person gefragt. Sie wird dann dafür Sorge tragen, dass vorher getroffene Verabredungen für so eine Situation umgesetzt werden. D.h. zum Beispiel mit geöffneten Augen ruhig inmitten der anderen Teilnehmer sitzen bleiben oder im klinischen Setting Personen aufsuchen, die sich außerhalb des Meditationsraumes befinden und zur Verfügung stehen, wenn eine Stabilisierung notwendig sein sollte, egal ob auf körperlicher, seelischer oder geistiger Ebene.

Sowohl im Allgemeinen als auch im Besonderen geht es darum, dass durch die Arbeit mit und an sich selbst es zu einer *Einfachheit* und *Einsicht* kommt, die im täglichen Leben mehr und mehr durch Übung abrufbar ist und in uns als Lebens*kraft* und Lebens*liebe* dienlich zur Verfügung steht.

Auch werden Formen erfühlt und bewusst gemacht werden müssen, wenn ihr Inhalt aufgenommen sein soll. In wohlbegrenzter Form wird Fühlen vor dem Zerfließen bewahrt. Und erst dort, wo Form ist, ist Erkenntnis möglich. Und dieses gilt für Körperarbeit im Allgemeinen, ebenso auch für Bewegungsformen wie TaJi und QiGong und ebenfalls für Meditation, für die man sich vorbereitend z. B. im FangSong-Gong der leibhaftigen Form bewusst werden kann.

Alles ist aus/in allem geboren und geborgen und es gibt nichts, was in Ewigkeit verloren gehen könnte.
Bis zu diesem Satz hat mich meine Lebensweise und Lebensweisheit geführt und ich fühle mich dem Leben gegenüber in großer Dankbarkeit!

*Wahrlich beständig ist allein der Wandel*
*Japanische Weisheit*

Raum für Notizen

# AUS EIGENEM ERLEBEN ZUM KAPITEL HERBST

# ARBEITEN IN WORKSHOPS

## Die Fünf Elemente im Kreislauf der Jahreszeiten

Im Buch sind Übungsbeispiele zu den einzelnen Elementen der fünf Jahreszeiten gegeben. Unterrichtsstunden können natürlich damit individuell gestaltet werden, das heißt Jahreszeiten übergreifend. Das bietet einen sinnlich erfühlten Zusammenhang im Körper-, Seele- und Geist-Erleben der Qualität der einzelnen Elemente und vor allem bietet es ein ganzheitliches, innerlich erfassbares Bild:

*Wenn ich mit beiden Füßen auf der Erde stehe (Winter, Verwurzelung),*
*kann ich meinen Blick (Frühling, Augen)*
*in die Ferne richten (Sommer, Ausweitung)*
*und etwas tun (Spätsommer, Arbeit)*
*für die Gemeinschaft der ganzen Welt (Herbst, Sammlung).*

In einer Unterrichtseinheit wie zum Beispiel in einem Workshop, in dem die Teilnehmer an die Themen der fünf Elemente bzw. dem Kreislauf der Jahreszeiten herangeführt werden sollen, könnte der Ablauf folgendermaßen aussehen:

Der **Beginn** eines Workshops sollte mit einer Einführung in die Themen stattfinden, so wie es in diesem Buch zu den einzelnen Kapiteln bzw. Jahreszeiten dargestellt ist.

Beispielhaft hier eine Auswahl der Übungen passend zu den Jahreszeiten:

**Winter**

- über die *TuiNa-Massagetechnik des Klopfens* – in fühlbaren Kontakt mit dem Körper kommen
- *Gehen übers Eis* – die *Tiefe* im Gehen ausloten

**Frühling**

- *Dehnungsübungen* – die für Bewegungsabläufe eine gute Vorbereitung geben
- *Algenübung* – Bewusstes Wahrnehmen von *Impulsen* und Bewegungen in die entsprechend wahrgenommene Richtung ausführen

**Sommer**

- *Schwingübung am Boden* – den *Energiefluss* im Körper sinnlich zu erspüren
- *Spielen mit dem Energieball* – in sich und mit anderen *Freude* in der Bewegung erleben

**Spätsommer**

- *Grundhaltung/Bärenstellung* – die *neutrale Mitte* etablieren
- *Statuen-Bauen* – sich der *Muskelaktivität* bewusst werden

**Herbst**

- *Freies Bewegen im Raum „Wie ein Vogel fliegen“* – *Leichtigkeit* in der Bewegung erfahren
- *Im Kreis den Atem fließen lassen* – ein ganzheitliches *Gruppengefühl* erleben

Dies sind Beispiele für den Ablauf eines Workshops, der alle fünf Jahreszeiten beachtet. Alle Übungen sind, wie gesagt, innerhalb der jeweiligen Jahreszeiten austauschbar und können individuell zusammengestellt werden. Längere Workshops können auch in nachfolgend beschriebene Übungseinheiten münden zum Beispiel:

# IMPROVISATIONEN ZUM „SPIEL DER FÜNF TIERE“

In dieser Arbeit mit den fünf Elementen, die auch die fünf *Wandlungs*phasen genannt werden, ist das **Verwandeln** ein Thema und damit das Erleben der verschiedenen Qualitäten im Jahreszeitenzyklus.

Begonnen wird in diesem Improvisationsspiel mit dem **Frühling**, weil diese Jahreszeit dazu einlädt, sich zu Beginn in der *Fantasie* vorzustellen, *in einen Wald zu gehen* (Element Holz).
Um hierhin oder auch in diese „Welt“ geführt zu werden, beginnen die Teilnehmer am Anfang sich langsam durch den Raum zu bewegen und nehmen Kontakt zu der Umwelt auf, die sie gerade sichtlich vor Augen haben. Sie gehen also achtsam durch den Raum. Dieses dient einer sinnlichen Orientierung im direkten Hier- bzw. Dasein.

Mit Beginn dieser (Ver-)Wandlungsarbeit zu den verschiedenen Phasen der Jahreszeiten werden alle Teilnehmer gebeten, zum Stehen zu kommen, die Augen zu schließen und zur Ruhe zu kommen.

Hier ist der Moment gekommen, sich den wunderschönen, lichten **Frühlingswald** innerlich zu vergegenwärtigen und sich hier und jetzt in einen **Hirschen** zu verwandeln. Dann werden die Augen geöffnet und alle gehen wie ein Hirsch durch den Wald. Oftmals führt das in eine stolze Gangart und die Hände werden manchmal zur Darstellung eines Geweihs an den Kopf genommen.

Nach einer Weile werden die Teilnehmer gebeten, sich wieder hinzustellen, die Augen zu schließen und sich weiter den Wald zu vergegenwärtigen, in dem es nun aber zunehmend wärmer wird, weil der **Sommer** Einzug gehalten hat.
Die Sonne scheint hell und stark, jedoch bieten die Bäume mit ihrer kräftigen Belaubung einen guten Schutz.

Die nächste Verwandlung erfolgt in einen **Affen**, es werden nun wieder die Augen geöffnet. Meistens kommen nun alle in ein reges, lebendiges Miteinander mit lebhaftem Gebaren und entsprechenden Geräuschen. Doch auch diese Zeit geht schließlich zu Ende und es erfolgt wieder eine Ruhezeit im Wald mit geschlossenen Augen.

Wenn nach der TCM-Lehre die (fünfte) Jahreszeit, der **Spätsommer**, folgt, geschieht jetzt die Verwandlung in einen **Bären** und die Augen werden wieder geöffnet. Es kommt zu einem eher behäbigen Gang mit einer gewissen Gemütlichkeit, auch stellt sich Körperkontakt oftmals in Begegnung mit schubbernden Bewegungen Rücken an Rücken ein. Manchmal kann auch ein „Schlecken von Honig" zu beobachten sein und/oder die Nahrungsaufnahme bzw. das Sammeln von „Beeren".

Für die folgende Jahreszeit, dem **Herbst**, in dem die Blätter mehr und mehr loslassen von ihren Bäumen, werden wieder die Augen geschlossen, und die Verwandlung geschieht in einen **Kranich**. Mit diesem kommt eine gewisse Leichtigkeit ins Spiel, welche meistens in Flugbewegungen mit anschließender Sammlungsbewegung mündet. Der Vogelzug erfolgt in der Realität in wärmere Gefilde, wir jedoch kehren in den Wald zurück und erwarten mit geschlossenen Augen ...

... den **Winter** mit seiner Kälte und Gefahr, und es erfolgt die Verwandlung in einen **Tiger.** Dieser ist ein einsamer Vertreter und streift mit geöffneten Augen und tiefen, geschmeidigen und kraftvollen Schritten durch den Wald, sehr bewusst und voller Wachheit in einer kargen Umgebung.

Wenn nun **zum Schluss** die Augen geschlossen werden, kehren alle wieder in den Frühlingswald zurück, die ersten Sonnenstrahlen erwärmen den Körper und das Gemüt. Der Mensch als solcher steht nun mit beiden Füßen fest am Boden, die Augen werden geöffnet und die Umgebung, der Raum, kommt klar und fest in die Wahrnehmung der Teilnehmer. Die Wandlungsreise endet nun zur Neutralisierung mit einem gemeinsamen Rundgang durch den Raum.

# „DIE HARMONIE" ODER AUCH „DIE FÜNF-ELEMENTE-ÜBUNG"

Diese Bewegungsform habe ich am Anfang meiner Ausbildungszeit von Barbara Moegling gezeigt bekommen, und da es sich um eine relativ kurze Form handelt, habe ich sie seitdem dort gut zeigen und anwenden können, wo im Verhältnis wenig Zeit zur Verfügung stand, zum Beispiel in einem Kurzworkshop. Dadurch, dass sie relativ leicht zu erlernen ist, wurde sie von vielen Teilnehmern gerne an- und aufgenommen und auch weiterhin geübt und gepflegt.

Die Form fängt mit dem Element **Wasser** an, also dem Winter. Die Vorstellungskraft spielt wie immer auch hier eine unterstützende Rolle, denn die Bewegungen sind durch die dann entstehenden inneren Bilder leichter zu lernen und später in der Übungsfolge gut abrufbar.

Die Übung beginnt in der *neutralen* Grundhaltung, der sogenannten Bärenstellung. Am Anfang wird mit geschlossenen Augen das Körpergefühl in dieser Position sinnlich wahrgenommen und zu Beginn der Bewegungen werden die Augen geöffnet.

Aus der Grundhaltung heraus leicht in den Knien einsinken und gleich danach die Arme in der Aufwärtsbewegung parallel bis zur Brust langsam anheben. Die nachfolgende Abwärtsbewegung wird begleitet mit einem inneren Bild eines Wasserfalls, an dem das Wasser sanft herunter plätschert und sich in einem Bachlauf sammelt. In der tiefen Sitzhaltung sitzend (auf die eigene Bewegungsgrenze achten, also das Heruntersetzen angenehm gestalten) mit den Händen eine rotierende Bewegung machen, so als würde aus dem Bach Wasser geschöpft werden, dann die Hände zusammenführen, sodass in die Handinnenflächen geschaut werden kann, die Fingerspitzen zeigen nach oben.

Hier ist der Übergang zum Element Holz, also dem Frühling. Mit dem Aufstehen erwächst ein Bäumchen aus dem Wasser, das, je höher wir stehen, immer kräftiger wird. Diese aufsteigende Kraft spüren wir im ganzen Körper und die Arme und Hände „wachsen" über den Kopf hinaus und bilden darüber eine Baumkrone, die sich durch ein Öffnen bzw. Teilen der Hände und mit deren Sinken zur Seite abbildet. Die Hände werden danach vor die Brust geführt und *gleichzeitig* wird das Gewicht auf das rechte Bein verlagert, sodass der linke Fuß auf der Ferse gedreht werden kann und die linke Fußspitze im 90 Grad Winkel zur Seite nach links zeigt.

Nun folgt der Übergang zum Element Feuer, also dem Sommer. Beide Hände sind vor der Brust, auf Herzhöhe, zusammengeführt, die Handinnenflächen zeigen jetzt nach außen, die Daumen und Zeigefinger bilden eine Herzform (Berührung vermeiden). Die geöffneten Finger gleichen einer Flamme, die entsteht, wenn Holz verbrannt wird.

Das Gewicht wird nun mit einer schiebenden Bewegung zu ca. 70 % auf das linke Bein verlagert, der linke Fuß bekommt wieder Bodenkontakt, das Knie ist gebeugt und das hintere rechte Bein wird im Laufe der Bewegung gestreckt, der rechte Fuß bleibt fest verwurzelt. Da das Becken diese Bewegung führt, braucht es nur noch ein leichtes Ausdehnen der Arme, bis die Hände sich über den Knien befinden. Während dieser Bewegung haben wir die Empfindung von Wärme (und gegebenenfalls auch Liebe, die dem Herzen zugeordnet ist) und das innere Bild eines Kamins oder eines Ofens, von dem die Wärme ausstrahlt bzw. die Wärme abgegeben wird. Das Ganze ist also eine abgebende, nach außen orientierte Dynamik, die aber aufgegeben wird, wenn das Gewicht jetzt zurückgenommen wird auf das rechte Bein. Hierzu wird wieder die linke Fußspitze gehoben und auf der Ferse drehend nach vorne zur Ausgangsposition zurückgebracht. Zur gleichen Zeit werden die Hände nach innen gedreht und in einer Rundhaltung mit den Armen wieder nach vorne in die mittlere Ausgangsposition gebracht. Hier kann sich nun ein Gefühl der Sammlung oder auch des Speicherns (der Wärme und/oder Liebe) einstellen.

Aus dieser mittleren Position, wenn das Gewicht gleichmäßig auf beiden Beinen/Füßen verteilt ist, wird das Gewicht nun auf das linke Bein verlagert, die rechte Fußspitze angehoben, diesmal auf der rechten Ferse gedreht und dann in gleicher Weise wie zur linken Seite verfahren, nur seitenverkehrt. Gleichzeitig mit der Drehbewegung werden die Hände so gedreht, dass die Handinnenflächen jetzt wieder nach außen zeigen und sich eine innere Bereitschaft zum Abgeben entwickelt. Bei diesem Übungsteil kommen wir mit dem Thema „Geben und Nehmen“ in Berührung (wie beim Element Erde beschrieben). Denn mit der Gewichtsverlagerung auf das rechte Bein machen wir nochmals eine Bewegung des Gebens. Danach erfolgt die Rückbewegung mit der Gewichtsverlagerung auf das linke Bein mit Heben der rechten Fußspitze, wieder Drehung auf der rechten Ferse und Absetzen der Fußspitze nach vorne, sodass beide Füße wieder parallel stehen. Die Arme und Hände, die sich nach wie vor auf Brusthöhe befinden, sind dem gefolgt durch die Beckenbewegung, die wiederum durch die Drehung zur Mitte erfolgt ist.

Hier ist der Übergang zum Element Erde, also dem Spätsommer, welcher mit dem Öffnen der Arme eingeleitet wird. Die geöffneten Arme bleiben im Blickfeld, treiben nach unten vor das Becken und werden gleichzeitig durch ein Sinken des Körpers begleitet. Darauf achten, dass der Rücken gerade bleibt und die Knie sich nach außen öffnen. Die Hände werden unterhalb des Beckens gekreuzt, die Handinnenflächen zeigen dann nach oben und dienen unserer Vorstellung, dass wir von der Erde etwas „nehmen“, zum Beispiel unsere Nahrung (Erntezeit), um es dann mit einer Aufwärtsbewegung nach oben bis auf *Magen*höhe zu tragen. Die immer noch gekreuzten Hände drehen, die Handinnenflächen zeigen nun nach unten, und mit dem erneuten Sinken (Hinsetzen im Stehen) die Arme leicht ausdehnen und so auseinanderbreiten, dass ein verteilendes Gefühl entsteht. In der Vorstellung „geben“ wir das zuvor Aufgesammelte wieder an die Erde ab, zum Beispiel in Form von Samen oder wir stellen uns vor, erworbene Nahrungsmittel an die Mitwelt abzugeben, also in diesem Sinne etwas zu verteilen. Die Hände sind am Ende der Bewegung neben den Oberschenkeln und der ganze Körper richtet sich auf. In dieser aufgerichteten mittleren Position haben wir die Gelegenheit, unsere *Mitte* im „DanTien" und unsere *innere Achse* sinnlich wahrzunehmen.

Von hier aus wenden wir uns dem Element **Metall**, also dem Herbst, durch eine 45 Grad Wendung nach links zu. Die Bewegung des Metalls wird dadurch eingeleitet, dass wir unsere Energie mit innerer Aufmerksamkeit in die Daumen und Zeigefinger (Lunge/Dickdarm Meridiane) lenken, leicht einsinken, sodass die rechte Ferse angehoben werden kann und das Gewicht auf das linke Bein verlagert wird, so dass der große rechte Zeh (Leber/Milz Meridiane) an den Boden (an die Erde) gedrückt wird. Zeitgleich fahren die ausgestreckten Hände parallel nach oben, als würden sie an einer *Metallsäule* nach oben entlangstreichen, hier die Kühle dieser Säule empfinden, bis der ganze Körper ausgedehnt ist. Nun erfolgt die Rückkehr in die mittlere Ausgangsposition, die imaginäre Metallsäule wird vor die Mitte gestellt und die Hände streichen nun wie gehabt die Säule entlang von oben nach unten herunter. Jetzt wieder leicht einsinken, bis die Hände sich in Oberschenkelhöhe neben dem Körper befinden (Handinnenflächen zeigen nach innen) und eine 45 Grad Drehung des Körpers nach rechts einleiten. Die Bewegung wie zuvor beschrieben nach rechts wiederholen und danach zurück zur Mitte in die Grundposition kommen. Hier einen Moment verweilen, um dann wieder mit dem Wasserelement beginnend die ganze Bewegungseinheit zu wiederholen. Der Häufigkeit der Wiederholungen dieser Übung sind keine Grenzen gesetzt, sie sollte aber mindestens drei bis fünf Mal wiederholt werden. Das Beenden erfolgt jedoch immer mit dem Element **Erde**! Das bildet einen guten energetischen Abschluss.

# NACHWORT UND DANK!

Wie zu Beginn des Buches erwähnt, wollte ich mein Wissen und meine Erfahrungen im Bereich der Körperarbeit schriftlich nach und nach dokumentieren, damit es in meiner Erinnerung präsent bleibt und ich für mich einen Überblick behalte in Bezug auf die Übungen, die ich erlernt und dann im Unterrichten weitergegeben habe mit all den damit verbundenen Erkenntnissen. Dass dieses einen guten Anfang nahm, habe ich Jana Lorenz (Gezeiten Haus) zu verdanken. Sie half mir zu ordnen und zu sortieren, gab wertvolle Tipps und Hinweise, gab mir Anerkennung und machte mir immer wieder Mut, den „beschriebenen" Weg kontinuierlich weiterzugehen. Dafür an dieser Stelle mein ganz herzlicher Dank!

Ein weiterer großer Dank gilt Sam Meywald! Die Idee, seine Zeichenkunst u. a. für die Darstellungen der QiGong-Übungen zu gewinnen, ist eine echte Freude und die Zusammenarbeit mit ihm ein wahrhaftiges Geschenk für mich!

Die Zusammenarbeit mit dem Verlag und damit die erfrischenden und professionellen Treffen mit Eva Maria Popp und das wunderbar einfühlende Gestalten des Buches durch Michaela Adler erfahre ich mit großer Dankbarkeit!

Viele gute Worte meiner Lehrer Qingbo Sui und und Lena Du Hong haben mich immer wieder in meinen Gedanken begleitet.

Folgende Worte hatten bei mir eine besondere Wirkung:
„Wenn in einer Familie ein Familienmitglied QiGong übt, dann ist das gut für die gesamte Familie.

Macht in einem Ort eine Familie QiGong, dann ist dieses gut für den gesamten Ort. Wenn ein ganzer Ort QiGong macht, dann ist es gut für das gesamte Land.

Ich habe dann weitergedacht:
Wird im ganzen Land QiGong geübt, dann wird sich das auf die ganze Erde auswirken, und wenn auf der ganzen Welt QiGong gemacht würde, dann....“

Soweit – so gut! Ich bin einen Teil dieses Weges gegangen, mein Mann und unsere Kinder haben mich dabei begleitet, sind mit mir diesen QiGong-Weg gegangen.

Gemeinsam haben wir diesen Weg mit Mitarbeitern und Patienten in unseren Kliniken gestaltet. QiGong in seiner universellen Art erreicht so auf einem guten Weg viele Menschen in unserem Land. Mit großem Interesse verfolgen wir diese Entwicklungen!

Hier nun mein liebevoller Dank an meine Familie für ihre zuversichtliche Begleitung bei allen Prozessen während der Entstehung dieses Buches. Tag für Tag erlebe ich mit tiefstem Dank die Nähe und Begleitung meines Mannes Manfred Nelting in Wort und Tat! Mit ihm durfte ich das vorliegende Buch mehrmals durcharbeiten, gestalten, lesen, verbessern und eben alles, was so noch dazugehört. Diese gemeinsame Zeit, diese Stunden, Tage, Wochen und Monate werden mir in lebhafter, schöner und wunderbarer Erinnerung sein und bleiben. Unser gemeinsames Arbeiten in den vergangenen Jahrzehnten hat nun für mich ein Sahnehäubchen bekommen!

Ich danke Dir – mein lieber Mann!

# INHALT



# WINTER

## FRÜHLING

## SOMMER

## SPÄTSOMMER

## HERBST

Meridiantafeln von QingBo Sui

# KLEINER AUSZUG

von Büchern, die mich inspiriert und begleitet haben


*Buck, Pearl S., Die gute Erde, dtv (deutsche Erstveröffentlichung 1933)*

*Dürckheim, Karlfried Graf von, Hara. Die Erdmitte des Menschen, O.W.Barth, 1956*

*Fromm, Erich, Haben oder Sein, dtv (Erstausgabe 1976)*

*I Ging, Das Buch der Wandlungen, Eugen Diederichs 1978 (i. d. Übersetzung Richard Wilhelm, 1924)*

*Laotse, Tao te king, Eugen Diederichs, 1978*

*Moegling, Barbara und Klaus, Sanfte Körpererfahrung Band I, Kasseler Verlag, 1986*

*Watts, Alan, Leben ist jetzt, Herder, 1998*

*Capra, Fritjof, Verborgene Zusammenhänge, Scherz, 2002*

*Sui, QingBo, Meridianklopfen, Laoshan Zentrum Sui QingBo, Hamburg 2015*

*Sui, QingBo, Grundlagen des Rùjing / der Meditation im QiGong Laoshan Zentrum, Sui QingBo, Hamburg, 2018*

*Boff, Leonardo u. Hathaway, Mark, Befreite Schöpfung Butzon & Bercker, 2016*

*Alt, Franz, Die außergewöhnlichste Liebe aller Zeiten Herder, 2021*

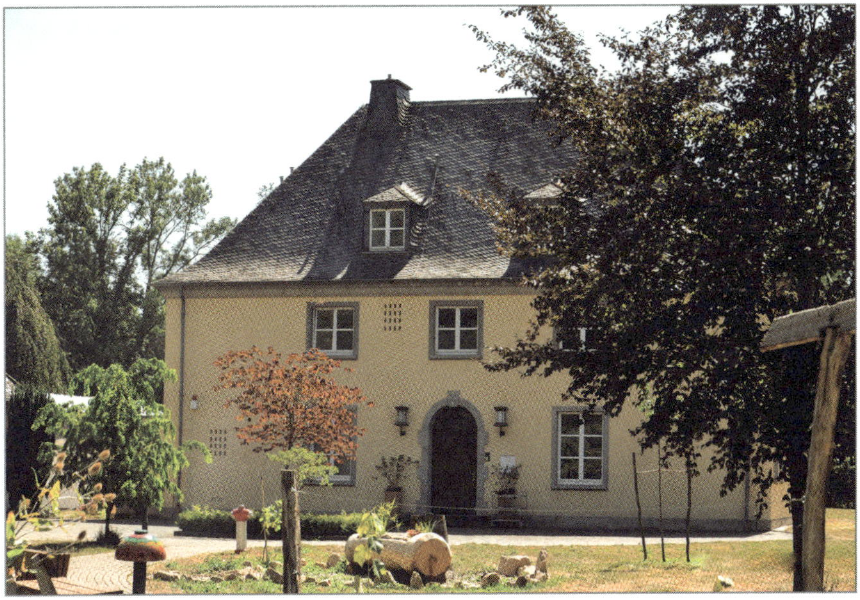

## Gezeiten Haus Akademie

Die Gezeiten Haus Akademie bietet Seminare, Weiterbildungen und Coachings in den Themenbereichen psychische Gesundheit, Prävention und Lebenspflege an. Sie richtet sich mit ihrem vielfältigen Angebot an Privatpersonen und Unternehmen gleichermaßen. Die Akademie berät Unternehmen und gestaltet für diese maßgeschneiderte Lösungen, insbesondere für betriebliches Gesundheitsmanagement, Burn-out-Prävention und gesunde Führung.

Die Gezeiten Haus Akademie mit Sitz in Wesseling bei Köln gehört zur Gezeiten Haus Gruppe. Das Familienunternehmen, gegründet von Elke Nelting und ihrem Ehemann Dr. Manfred Nelting, betreibt an mehreren Standorten private Fachkliniken für Psychosomatische Medizin und Traditionelle Chinesische Medizin. Die langjährigen Erfahrungen und die Expertise aus den Kliniken gibt die Akademie mit ihren Angeboten weiter.

gesund.leben und gesund.arbeiten –
das ist Motto und Ziel der Gezeiten Haus Akademie zugleich.

**www.gezeitenhaus-akademie.de**

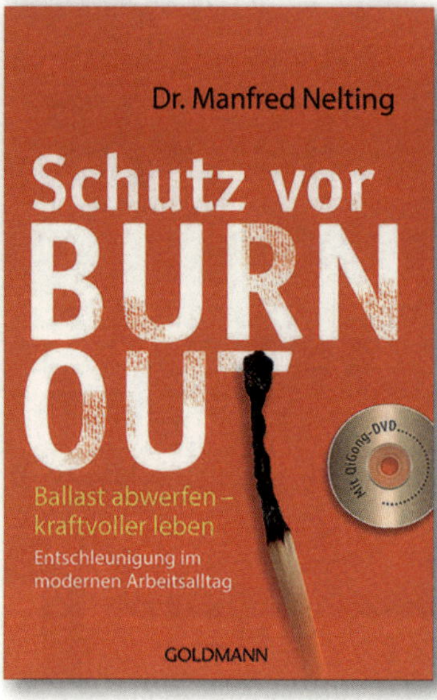


Dr. Manfred Nelting

**Schutz vor**
**BURNOUT**

Ballast abwerfen –
kraftvoller leben

Goldmann
384 Seiten
Mit QiGong-DVD
ISBN 978-3-442176-80-9

**Entschleuningung im modernen Arbeitsalltag**

Burn-out und Depression nehmen immer weiter zu. Deshalb ist es besonders wichtig, sich rechtzeitig zu schützen. Dr. Manfred Nelting stellt konkrete und alltagsnahe Maßnahmen vor, mit denen man den eigenen Lebensstil ändern und damit Gesundheit und Lebensfreude erhalten kann. Neben Strategien für den Burn-out-Schutz liefert er Denkanstöße für Unternehmen und Gesellschaft zur Burn-out-Prävention. Diese Konzepte helfen jedem, dem steigenden Druck im Alltag entgegenzutreten und sich effektiv vor Burn-out zu schützen.

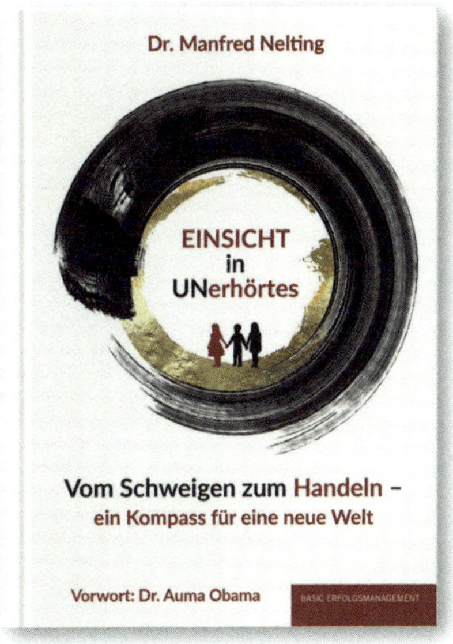


Dr. Manfred Nelting

## EINSICHT in UNerhörtes

Vom Schweigen zum Handeln – ein Kompass für eine neue Welt

basic erfolgsmanagement
660 Seiten
ISBN 978-3-949217-00-5

### Erkennen – Begreifen – Verändern

Unter diesen Vorgaben führt der Autor umfassend – wissenschaftlich und ganzheitlich – durch die Welt der Medizin, Psychologie, Philosophie, Geschichte, Soziologie und weiterer Genres, die unsere Gesellschaft bestimmen.
Das Hauptaugenmerk legt er dabei auf die Kinder. Sie sind vor allem auch zukünftig die Erdenbürger. Wir müssen ihnen das volle Lebens-Potenzial erhalten – es liegt an uns ALLEN. Der Autor taucht tief in die Psychologie der Menschen und der Gesellschaft ein und lotet Gestaltungsräume aus, die hierfür zum Umlenken in allen Bereichen des Lebens notwendig sind.

Vom Mikro zu Makro, von Mir zum Wir, von Uns zu Allen.
Ein Buch der Hoffnung und Zuversicht, weil es klare „Einsichten" schenkt, gerade in aktuell „UNerhörtes", dies als Voraussetzung für einen Wandel. Es macht die Knotenpunkte deutlich, an denen sich jeder gut orientieren kann für ein wirksames Handeln, für lebenswerte Lebensbedingungen auf unserem Planeten und für die Würde der Menschen weltweit.

Ein Buch für Eltern und Verantwortliche in Bildung, Unternehmen und Politik, die sich orientieren und menschenwürdig handeln wollen. Es setzt wichtige Impulse für selbstbestimmtes Denken, Handeln und Leben.